现代心血管疾病临床诊断与治疗

主编 杨海燕 孟 凯 聂妮娜 张 勇

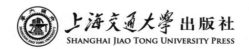

上海交通大学出版社
SHANGHAI JIAO TONG UNIVERSITY PRESS

内容提要

　　本书在介绍心血管疾病基础理论的同时，着重阐述了心血管疾病的病因、发病机制、临床表现、诊断、鉴别诊断和综合治疗等方面的内容，突出强调了新理论与新技术的应用。本书可作为心血管科医务工作者和在校医学生的参考用书。

图书在版编目（CIP）数据

　　现代心血管疾病临床诊断与治疗 / 杨海燕等主编

. --上海 ：上海交通大学出版社，2023.12

　　ISBN 978-7-313-29514-9

　　Ⅰ．①现… Ⅱ．①杨… Ⅲ．①心脏血管疾病—诊疗

Ⅳ．①R54

　　中国国家版本馆CIP数据核字（2023）第181742号

现代心血管疾病临床诊断与治疗
XIANDAI XINXUEGUAN JIBING LINCHUANG ZHENDUAN YU ZHILIAO

主　　编：杨海燕　孟　凯　聂妮娜　张　勇

出版发行：上海交通大学出版社　　　　　　　　地　　址：上海市番禺路951号

邮政编码：200030　　　　　　　　　　　　　　电　　话：021-64071208

印　　制：广东虎彩云印刷有限公司

开　　本：710mm×1000mm 1/16　　　　　　　经　　销：全国新华书店

字　　数：195千字　　　　　　　　　　　　　印　　张：11.25

版　　次：2023年12月第1版　　　　　　　　　插　　页：2

书　　号：ISBN 978-7-313-29514-9　　　　　　印　　次：2023年12月第1次印刷

定　　价：198.00元

编委会

◎ **主　编**

杨海燕　孟　凯　聂妮娜　张　勇

◎ **副主编**

陈国柱　布阿米娜·买吐松　赵丽明

◎ **编　委**（按姓氏笔画排序）

布阿米娜·买吐松（新疆医科大学第一附属医院）

汤艳华（郑州大学第三附属医院）

杨海燕（河北省第八人民医院）

张　勇（广东省高州市人民医院）

陈国柱（重庆医科大学附属第二医院）

孟　凯（山东省金乡县人民医院）

赵立朝（解放军第960医院）

赵丽明（西藏自治区人民政府驻成都办事处医院）

聂妮娜（山东省五莲县人民医院）

董康博（河南省西平县中医院）

韩　潇（上海健康医学院附属嘉定区中心医院）

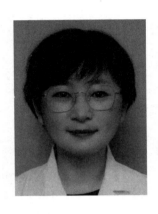

◎杨海燕

　　毕业于河北医科大学临床医学专业，现就职于河北省第八人民医院心血管内科，担任科室主任，兼任河北省老年医学会心律失常委员会常委；擅长心血管疾病治疗；曾多次获石家庄市"先进工作者""优秀医师"等荣誉称号；发表论文8篇，出版著作2部，承担科研课题1项。

F oreword 前 言

　　心血管疾病是危害人类健康的常见病与多发病,在我国乃至全世界均已跃居各类疾病的首位。因此,提高心血管疾病的诊疗技术与防治水平,已成为医务界尤其是心血管科医务人员的当务之急。近年来,随着科学技术的飞速发展,医学领域特别是心血管领域发生了巨大的变化与进展。新概念、新观点、新思路不断涌现,新技术、新方法屡见不鲜,发展趋势如长江后浪推前浪。为了更好地学习、掌握与推广心血管疾病的诊疗技术,更有效地消除广大患者的痛苦,攻克技术上的难关,赶上国际先进水平,我们组织长年工作于临床第一线的资深医师,共同编写了《现代心血管疾病临床诊断与治疗》一书。

　　就目前而言,心血管领域的有关专著与文献卷帙繁多,浩如烟海。就一个人的精力与时间而言难以在短时间内博览群书,通晓全貌。为此,我们试图将心血管临床近年来广为应用的核心技术作一个扼要、系统地介绍,目的在于帮助与引导广大临床医师牢固地掌握心血管疾病诊疗的基础知识、基本技术及其诊疗要点,同时还能通晓该领域的重要进展及发展前景,希望能达到“一书在手,通览全局”之效果。

　　本书的编写兼顾了临床实用性与前瞻性,在介绍心血管疾病基础理论的同时,着重介绍了临床常见病的诊断与治疗,突出强调了新理论与新技术的应用。内容上,各章节紧扣主题,围绕心血管疾病的诊疗重点着墨;结构上,按照由浅入深、循序渐进的原则合理安排各章节顺序。本书适用于各级医院临床医师参考使用;同时由于兼顾心血管病相关基础理论知识与临床实践,同样适合医学院校在读学生拓展知识。

由于作者水平有限,加之时间仓促,本书可能存在疏漏之处,恳请各位读者批评指正,以期再版时改正。

《现代心血管疾病临床诊断与治疗》编委会
2023 年 2 月

Contents 目录

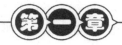

心血管系统的发育和调节

第一节　血管生成和成熟的分子调节机制

　　过去十多年的研究使我们对新生血管形成、成熟、稳定、静息的分子机制有了深入的了解。目前我们已能在体内和体外建立原始血管网的模型并部分破坏病理性的血管增生,但最终目的将是在体内建立结构完整、功能成熟的血管网,以治疗神经退行性疾病和各种缺血性疾病,以及彻底破坏病理性血管再生治疗肿瘤等血管过度增生性疾病。因此,在胚胎期和出生后血管发生和血管形成过程中,各种促进因子和抑制因子之间的交互作用就变得十分重要。基因治疗时,我们需要确定最低有效剂量和给药的先后次序,设计病毒或非病毒载体和联合用药的转基因治疗策略。数学模型、生物信息学、基因组学、蛋白质组学、无创性影像技术等在血管生物学领域的深入研究和快速发展将使血管再生的未来应用前景变得更为乐观。

　　血管新生和血管形成两个过程产生的不成熟血管网必须经过多个步骤才能形成复杂的有功能的血管结构,包括:①血管的形成;②壁细胞聚集、血管周围基质和弹力板形成增加血管稳定性;③血管网的分支、重塑和修剪以适应局部组织的需求;④动静脉的分化。遗传学和细胞学研究表明在胚胎期、成年期的各种生理和病理性的血管生成和成熟过程中,多种信号分子发挥着重要作用,主要为如VEGF/VEGFR、Angiopoietin/Tie 和 EphrinB32/EphB4 等。

一、胚胎期的血管发育

胚胎期血管发育由两个过程产生:血管新生和血管形成。

(一)不成熟血管的形成

胚胎发育时期,卵黄囊壁的胚外中胚层内出现由成血管细胞团组成的血岛,位于中央的游离细胞分化为造血干细胞,而位于周边的成血管细胞可增殖、迁移、分化为内皮细胞,形成新生血管丛,该过程即为血管新生。随后,这些内皮管不断向外出芽延伸,或通过融合等非出芽方式进一步增生、扩展,该过程即血管形成。VEGF 的信号传导不仅起始血管新生,而且在其后的血管形成、稳定过程中发挥着关键作用。表达 VEGF、VEGFR-2 的成血管细胞分化为原始血管丛,生成背主动脉、心静脉等。炎症、低氧是促进血管出芽生长的一个重要刺激因素,通过这些缺氧诱导转录因子(HIFs)信号通路上调多个血管形成相关基因的表达,但是对 VEGF 的诱导作用最显著,数分钟内 VEGF 水平可升高 30 倍。VEGF 可促进内皮细胞迁移增生,增加血管通透性。VEGF 还调节着某些蛋白酶[如基质金属蛋白酶(MMPs)MMP2、MMP3、MMP9]以及蛋白酶抑制剂(如TIMP)的活性,当 MMPs 被激活、TIMP 作用受到抑制时,可导致基膜和内皮细胞外基质溶解,从而有利于内皮细胞迁移。

(二)不成熟血管的稳定

内皮是一层延伸的、扁平而脆弱的细胞,然而它们形成的血管并不塌陷,还可有效地将血液输送到肌体的各个部位,这是由于内皮细胞、壁细胞和细胞外基质相互支持的结果。至少有 4 个分子通路调节这一过程:血小板衍生生长因子(PDGF-β)和其受体 PDGFR-β、S1P1 及其受体 EDG1、Ang2-Tie2 通路、转化生长因子 β(TGF)。

PDGFB 在 VEGF 作用下主要由内皮细胞分泌,与壁细胞表达的 PDGFR-β 相互作用,在血管成熟过程中促进壁细胞的聚集、增生和迁移。Pdgfb 基因敲除小鼠的研究表明 pdgfb 缺陷有胚胎致死性,新生血管缺乏外周细胞支持,脆性增加,出血,并出现微血管瘤。VEGF 进一步加剧血管通透性和水肿。相反,PDGFB 和 VEGF 共同作用比单独应用 VEGF 或 PDGFB 更能促进血管的成熟。PDGFB 和 PDGFR-β 基因敲除小鼠与 EDG1 基因敲除小鼠都表现为壁细胞不能迁移至新生血管,提示壁细胞表达的 EDG1 受体信号转导是壁细胞聚集的另一个关键通路。最近有人提出 EDG1 也可能在 PDGF 信号下游发挥作用。此外,EDG1 缺乏也影响内皮细胞外基质的生成,干扰血管成熟过程。

(三)Ang Ⅰ、Ang Ⅱ 和其受体

Tie1、Tie2、Ang Ⅰ、Ang Ⅱ 的主要来源分别是壁细胞和内皮细胞。Ang Ⅰ 通过受体 Tie2 促进外周细胞聚集于新生血管周围,影响内皮细胞和外周细胞的相互作用,增加血管稳定性,防止渗漏,对血管的形成和稳定起着重要的调控作用。

此外,Ang I 还抑制内皮细胞的凋亡。Ang II/Tie2 通路是 Ang I 的拮抗剂,通过降低内皮细胞与其支持细胞的紧密联系,降解细胞外基质的作用,刺激不成熟的肿瘤血管(外周平滑肌细胞贫乏)生长。Ang II 的促血管形成作用依赖于所处环境,它与 VEGF 协同作用可刺激血管的出芽生长,形成新生血管,但是当 VEGF 缺乏时,引起内皮细胞凋亡和血管退化。Tie2 信号的精确调节和平衡很重要,Tie2 突变时可导致血管形成异常。Tie2 基因敲除小鼠在胚胎期 9.5～10.5 天死亡,内皮细胞数目正常并聚合成管状,但血管不成熟,缺乏外周支持细胞,无分支,不能构成大、小血管。Tie1 是 Tie2 的类似物,不通过配体诱导其激酶活性,而与 Tie2 形成复合物,调节 Tie2 的信号转导作用。Tie1 基因敲除小鼠在胚胎 14.5 天到出生后不久即死于水肿和出血。

(四)TGF-β 超家族

另一个信号分子是 TGF-β 超家族,可刺激细胞外基质的产生,诱导间充质细胞向壁细胞分化,是血管成熟的调控因素之一。多种细胞表达 TGF-β1,包括内皮细胞和壁细胞。根据其所处微环境和表达水平,TGF-β1 发挥着双向作用:促血管形成和抑血管形成。低浓度时,TGF-β1 上调促血管形成因子和蛋白酶,而引发血管形成过程;而高浓度时,TGF-β1 抑制内皮细胞生长,促进基膜形成,刺激血管平滑肌细胞的分化和聚集,从而增加血管的稳定性。基因敲除实验证明了 TGF-β1 及其受体 TGFR I 型(如 ALK)、II 型和 III 型的重要性。TGFβ1-ALK1 及下游信号 Smad1、Smad5 的通路诱导内皮细胞和成纤维细胞增生、迁移,促进血管再生。另一方面,TGF-β1-ALK5 及下游信号 Smad2、Smad3 的通路诱导内皮细胞生成凝血酶原激活抑制因子 1(PAI1),PAI1 可防止新生血管周围的基质降解,促进血管成熟。基因敲除实验表明 endoglin$^{-/-}$ 小鼠的血管新生不受影响,但因为缺乏血管重塑和平滑肌细胞未分化而在胚胎期死亡。此外,endoglin、ALK1 基因突变分别与人血管病 HHT1 和 HHT2 相关。

二、血管的分支形成、重塑和修剪

不同节段的新生血管经过分支、重塑和修剪,管腔扩大,最终形成适应各组织器官需要的血管交通支。基膜和细胞外基质的各种组分调节着内皮细胞和壁细胞的增生、存活、迁移和分化。细胞外基质是血管发育中各种生长因子和蛋白酶原的贮存场所。MMP2、MMP3、MMP9、uPA、TIMP、PAI1 等调控着基膜和细胞外基质的降解,从而影响内皮细胞和壁细胞的迁移。这些蛋白酶还刺激基质释放 VEGF、成纤维细胞生长因子(FGF)等生长因子,并生成抑血管形成因子如 angiostatin、tumstatin、endostatin 和 PEX 等。这些信号分子的表达有一定的时间顺序和空间关系,它们的动态平衡调节着内皮细胞和壁细胞的增生、凋亡,影响着新生血管的发育、成熟。

最近发现整合素在血管形成中的作用。整合素是细胞外基质某些分子的细胞表面受体,由 α、β 亚单位经非共价键连接形成异源二聚体。整合素传递着细胞内外间的信息,支持血管细胞建立与环境相适的新血管。$αvβ_3$ 和 $αvβ_5$ 的拮抗剂可抑制病理性血管再生,因此长期以来被认为是血管再生的正调节因子。但遗传学研究表明整合素可抑制 VEGF 和 Flk-1 介导的内皮细胞的存活,增加 throm-bospondins(TSPs)和其他血管形成抑制因子(如 endostatin、angiostatin、PEX)的活性。目前认为整合素的作用需进一步确定。

三、血管的特异性分化

不同组织器官的血管都有各自的功能,那么这些组织、器官特异性的血管是如何分化、成熟的呢?该过程包括内皮细胞的分化、动-静脉决定、细胞间连接的建立。

内皮前体细胞分化为成熟的内皮细胞,但不同组织器官的内皮细胞的特性不同。首先,血管生成因子 VEGF、Ang I 的表达和活性在不同组织间存在差异。例如,低通透性肿瘤过度表达 Ang I 或 VEGF 表达不足,而高通透性肿瘤缺乏 Ang I。与此类似,Ang I 促进皮肤血管形成,而抑制心脏血管形成。其次,存在器官特异的血管形成因子,在特定器官以严格的方式决定着血管形成的开关。如心脏中有血管/心外膜物质和 fabulin-2,内分泌腺体有内分泌性 VEGF 和 prokineticin-2。

最初认为是血流的切变应力决定着动-静脉的分化方向。但 ephrin 基因敲除的小鼠实验表明动-静脉的分化由遗传决定。随着毛细血管网的形成,ephrinB2 及其受体 EphB4 促使动-静脉分化和分支生长,动脉的分化可能进一步被 $TGF-β_1$-ALK1 信号促进,而静脉的分化被 Notch 信号通路抑制,随后 VEGFR2-neuropilin(NRP)信号刺激动脉持续形成大的动、静脉,具有一定的血管弹性及神经控制。Alagille 综合征和 CADASIL 表明 Notch 信号通路可能决定内皮细胞向动脉方向分化,并维持已分化的正常动脉。受体 Notch3 突变时,可干扰平滑肌细胞与细胞外基质的结合,引起大脑动脉退化,导致 CADASIL。

细胞间连接包括内皮细胞间连接、内皮细胞-壁细胞间连接、缝隙连接,利于细胞间联系及调节血管通透性。钙黏素是内皮细胞间连接的重要组分,神经钙黏素促进内皮细胞-壁细胞间的联系。连接蛋白,如 Cx37、Cx40 和 Cx43,构成缝隙连接,也可促进内皮细胞间、内皮细胞-支持细胞间的联系。occludins、claudins 和 zona occludins(ZO1、ZO2 和 ZO3)构成血脑屏障和视网膜血管中的紧密连接。

四、成年期的生理性血管形成

成年期血管的形成和成熟在多个生理过程中发挥作用,如伤口愈合、妇女生殖周期等。参与胚胎发育期血管形成、成熟的信号分子也同样在出生后发挥作用,但由于大多数基因敲除小鼠在生前和生后不久即死亡,这些分子的确切作用尚不清楚。根据抗体阻断研究和转基因研究,血管形成信号分子的表达模式和水平在生前和生后似乎存在差异。局部代谢和机械环境的变化(如缺氧、低 pH、异常渗透压或血流切变应力)都会大大影响血管的生成、重塑和形成。伤口愈合过程提供了研究生理性血管成熟的范例。

组织损伤后,血小板被激活,并释放大量蛋白(包括 TGF-B、PDGFB 等)促进血管生长。中性粒细胞、单核细胞、成纤维细胞、成肌纤维细胞和内皮细胞的趋化作用有利于颗粒肉芽组织的形成。成纤维细胞开始陆续分泌胶原Ⅲ和胶原Ⅰ,一旦有足够的胶原形成,伤口开始愈合,胶原的合成即停止。伤口愈合早期阶段,大量不成熟血管形成,经过修剪、稳定、成熟,达到静息状态。在体和免疫组化实验表明 VEGF 和 AngⅡ在表皮伤口开始愈合时表达增加,稳定的血管形成后,又降至基线水平,AngⅠ的表达在伤口出现时有一轻微、暂时性的降低,血管成熟后再次降低。这些结果与血管形成的假设相一致,即 VEGF 和 AngⅡ引起血管形成,AngⅠ是血管稳定成熟的重要调控因素。

五、病理状态下的血管形成

很多疾病的病理生理过程与血管异常相关。一方面,血管形成过度时将引起肿瘤、银屑病、糖尿病性眼病以及肥胖、哮喘、动脉粥样硬化等常见病,血管重建异常时如 endoglin 或 ALK-1 突变将引起 HHT 等遗传性疾病。另一方面,血管生长不足时将引起心肌缺血、神经退行性疾病如阿尔茨海默病等。

我们以肿瘤为例来阐明血管形成异常的机制。肿瘤血管结构散乱无序,直径不均一,部分原因是增生的瘤细胞挤压未成熟血管壁。内皮细胞层不完善,有些部位内皮细胞间的孔隙过大,有些部位内皮细胞堆积,有些内皮细胞不表达标志分子 CD31 而凋亡,使瘤细胞暴露于管腔,形成所谓的嵌合血管。细胞黏附分子的表达也表现出不均一性,在有些瘤区,TNF-α 或 VEGF 上调细胞间黏附分子(ICAM-1)、血管细胞黏附分子(VCAM-1)和 E-选择素等,而在另外一些瘤区,TGF-β、bFGF 或 Ang I 下调黏附分子的表达。这种不均一性为靶定肿瘤血管带来一定困难。载体实验和免疫组化研究表明肿瘤的外周细胞形态异常,造成内皮细胞与基质间的联系薄弱,并分泌 VEGF,促进血管渗漏。一般来说,肿瘤血管的组织结构表现异常,因而导致血流动力学异常和血管渗漏。此外,不同肿瘤间、肿瘤与其转移瘤间、肿瘤的不同部位间血管结构、血流、通透性等均存在差异。最初人们认为 VEGF 过度表达是造成这些差异的主要原因,随着对血管形成分子机制的深入研究,目前认为促血管形成和抑血管形成分子之间的动态平衡被破坏而导致这些异常。VEGF 家族可增加血管通透性,而 Ang I 和 Tsp1 的作用正相反。各种细胞因子在肿瘤血管形成和功能中的相对作用是目前研究的热点。

六、血管形成机制在缺血性疾病中的治疗作用

通过刺激血管生长来治疗心肌缺血和周围血管病是很有前途的基因治疗途径。基因治疗效果受多个因素影响,包括基因转染入靶组织的效率、新的遗传信息进入细胞的能力、转基因在靶细胞的表达水平和时间等。目前临床用于治疗缺血性疾病的基因主要是 VEGF 或 FGF 家族成员。一些患者用 VEGF 治疗下肢缺血时会产生暂时的肢体水肿,可能是由于 VEGF 的血管渗漏作用。临床前期研究表明通过可控的释放装置(如生物性降解微球或腺病毒载体)将 VEGF 或 FGF 转入局部小动脉或毛细血管,在一段时期内获得稳定、成熟的新生血管,但最终会转化为不成熟的肿瘤样血管。这些研究清楚地表明,成熟的血管结构需要多种血管形成促进因子和抑制因子在时间顺序和空间关系上的精确调节。Ang I、Ang II 与 VEGF 协同作用影响血管的成熟和稳定,有报道将 Ang I 和 VEGF 基因共转导可形成大血管。用于基因治疗的其他细胞因子还有 PDGFB、IGF-1 和 IGF-2 等。PDGFB 可促进外周细胞聚集于新生血管,从而促进微血管增生。IGF 在慢性缺血性的骨骼肌中上调,可促进肌细胞再生。

基因治疗的另一个策略是利用那些可诱导血管形成因子的基因(如各种信号转导蛋白和转录因子)。低氧时 HIF-1α 被激活,并上调 VEGF、VEGFR-2、IGF-2 和红细胞生成素。内源性 HIF-1α 在有氧条件下迅速降解,可通过两种方式表达稳定的 HIF-1α:编码 HIF-1α-VP16 融合蛋白的裸 DNA 质粒以及转基因表达缺乏氧降解结构域的 HIF-1α 突变形式。HIF-1α 可诱导血管形成并增加缺血后肢和心肌的血流灌注,增强小鼠皮肤新生血管的稳定性。

第二节　心脏发生和发育的调节因素

心脏的发生与发育是一个极其复杂的过程,有多种因素参与其中。深入探索心脏发生的标志物及相关的调节因素,将成为研究心脏的新生和衰老改变的基础。

一、心脏特异性转录因子

在胚胎发生过程中心脏及血管的形成和发育是众多复杂过程演变的结果。在过去的几年里,随着分子生物学的发展,相继确定了一些与心脏发育相关的基因家族成员,包括收缩蛋白、离子通道蛋白的基因编码、表达组织特异性基因的转录因子的编码等。有些转录因子可启动多功能干细胞分化成为心肌细胞,研究人员通过克隆、超表达、基因突变等方法,确定了一些与心脏发生相关的转录因子的功能。心脏特异性转录因子是指那些主要在心肌细胞中表达的关键的转录活化因子,以及调控那些编码心肌细胞结构蛋白或调节蛋白的心脏基因的表达。如果一个转录因子直接参与了心脏发育,它必定在发育中的心脏组织中表达,并且在心脏发育过程中产生影响。

二、血管内皮生长因子及其受体的表达

血管内皮生长因子(VEGF)家族及其受体在心血管形成发育过程中发挥着重要作用。VEGF-A 可诱导血管内皮细胞的增生,还能诱导毛细血管管腔形成,增加血管的通透性。Carmeliet 等通过基因敲除使 VEGF 缺失一个等位基因,发现动物心血管系统发育不良,以致胚胎在出生前就死亡。Choi 等研究证明表达 Flk-1 的细胞可分化形成造血干细胞和内皮祖细胞,说明 Flk-1 参与了内皮细胞分化的过程。Shalaby 等证明 Flk-1 基因突变可导致造血和内皮细胞发育异常,基因敲除 Flk-1 的胚胎干细胞不能产生造血和内皮细胞系。Fong 等发现 Flk-1 激活后调节内皮细胞之间的相互作用,以及内皮细胞与基膜间的相互作用。Flk-1 激活后引起内皮细胞分裂、增生和迁移。VEGF-C 主要作用于淋巴管。Oh 等在鸟绒毛尿囊膜局部应用 VEGF-C,发现其强烈诱导淋巴内皮细胞趋化、增生和新的淋巴管生长。Jeltsch 等通过将人 VEGF-C 基因转至鼠上表达,发现 VEGF-C 与 VEGFR-3 结合可促进淋巴管内皮细胞增殖和淋巴管增生。Dumont

等通过基因敲除小鼠 VEGFR-3,发现它们的脉管系统发育不全而显得苍白,从而认为 VEGFR-3 对早期心血管系统发育起重要作用。Joukov 等发现突变型 VEGF-C 只能与 VEGFR-3 结合,不能结合 VEGFR-2,结果发现突变型 VEGF-C 无血管通透性,不能诱导毛细血管内皮细胞的迁移。这间接说明了 VEGF-C 对血管的作用是通过结合并激活 VEGFR-2 而实现的。

从 VEGF 及基因治疗在心血管疾病方面的研究现状看,在人体内的观察试验发现,急性心肌梗死(心肌梗死)后早期血浆 VEGF 水平开始上升,心肌梗死后 1～2 周上升至高峰值,能够达到促使内皮细胞增殖的水平。这意味着 VEGF 可能是各种动脉粥样硬化性疾病的最为关键的生血管因子。应用 VEGF 治疗心血管疾病,尤其不适宜应用 PTCA、CABG 的进行传统血运重建的冠状动脉粥样硬化患者。

治疗途径一般有两种:①直接将 VEGF 重组蛋白注射入血管或心肌内。②将携带 VEGF 基因的表达载体直接注射入心肌内,将 VEGF 的基因转入宿主细胞,促使 VEGF 高表达,而发挥 VEGF 的促血管生成作用。研究表明,VEGF 基因多转染至宿主平滑肌细胞内。携带 VEGF 基因的表达载体主要有质粒脂质体、反转录病毒载体、腺病毒基因表达载体。由于腺病毒载体具有较好的可控性、较高的转染率及较易制备的优点,而多为国内外研究者尝试采用。但是腺病毒偶可引起免疫炎症反应,应当被人们重视。

随着研究的深入,对腺病毒载体进行重组改造,有望降低其免疫原性,提高其转染率及安全性。除了将携带 VEGF 基因的表达载体直接注射入心肌内,还可以将其通过冠脉注射、心外膜注入、心包腔内注射、心房或心室内注射等方法导入宿主体内,各种方法疗效不一。

国外报道,应用携带 VEGF 基因的缺陷型腺病毒载体治疗兔、狗的缺血模型安全有效,许多毒理学研究证实了 VEGF 基因治疗安全耐受。

综合多个研究结果可以看出,VEGF 基因治疗心血管疾病是很有发展潜力的新疗法。但是目前还存在以下问题亟待解决:①如何改建出一种安全、有效、可靠、更具可控性的基因表达载体,此问题已有人报道。至于在缺氧缺血时可以激活的休眠载体,还有待进一步的深入研究。②如何确定一个更为行之有效的基因转移途径,以及基因的转移次数和拷贝数。③目前应用干细胞移植治疗 CVD 也被证实安全有效,如何将细胞/基因联合治疗应用于临床已成为研究的新热点。目前已有国外研究者将 VEGF 基因转染骨骼肌干细胞及内皮前体细胞,然后注射入缺血动物模型,初步证明比单一应用细胞或基因治疗有效。

MSCs 由于其低免疫原性和多向分化潜能的优点,并易为外源基因植入,可能成为新型基因治疗的靶细胞。若将其与 VEGF 基因治疗相结合,将成为热点中的热点。

三、转录因子 GATA-4 与心脏发育

GATA-4 是 GATA 锌指转录因子家族中的一员,具有结合核酸共同序列 GATA 的特性,是目前研究最多且与心脏发育密切相关的转录调控因子之一。GATA 转录因子有六种亚型,分别是 GATA-1/2/3 和 GATA-4/5/6。GATA-1/2/3 在造血系统发育中起重要作用,而 GATA-4/5/6 在心脏发育中表达。

和其他转录因子一样,GATA-4 因子含有 DNA 结合区和转录激活区。GATA-4 因子的 DNA 结合区由两个锌指结构和 C 末端核定位序列共同组成。锌指结构的形式为 Cys-X2-Cys-X17-Cys-X2-Cys。在成年小鼠的心脏、性腺、肺、肝脏和小肠中均可检测到 GATA-4 的 mRNA。虽然 GATA-4 因子表达广泛,但它对于心脏发育却是必需的,是心脏前体细胞的最早期标志之一。GATA-4 因子首先在心前期中胚层中表达,随后在心内膜和心肌中表达。GATA-4 因子调节心肌细胞的发生、分化以及心肌前体细胞形成线状心管。

在心脏发育过程中,GATA-4 因子对许多心脏结构基因的表达有调控作用,如 α 肌球蛋白重链(αMHC)、心肌肌钙蛋白 C(cTnC)、心房利钠因子(AIV)、脑利钠肽(BIVP)、Na$^+$/Ca^{2+} 通道、心脏限制性重复锚蛋白、腺苷受体 I、M$_2$ 毒菌碱受体、1/3 肌球蛋白轻链(MLC)等。在对心脏基因的转录调控过程中,GATA-4 因子与其他心脏特异性的转录因子相互作用组成复合物发挥作用,有两种可能机制:①GATA-4 因子的 C 末端锌指与同源盒转录因子 Nkx2.5、活化 T 细胞核因子(NFAT)、肌细胞增强因子-2(MEF-2)、血清反应因子(SRF)及 cAMP 反应元件结合蛋白的结合蛋白(CBP)发生直接作用,而 N 末端锌指与 FOG-2(friend of GATA-2)发生直接作用。②GATA-4 因子通过 CBP 与 Nkx2.5、MEF-2、NFAT、碱性螺旋-环-螺旋转录因子(dHAND)发生间接作用。

由 GATA-4 因子为中心可以绘制出一份复杂的心脏发育转录调控网络。例如,GATA-4 因子与 Nkx2.5 因子的协同作用体现在对心钠素(ANF)、心脏肌动蛋白(CA)基因启动子的转录激活上。MEF-2 也是 MADS 超基因转录因子家族成员,对心肌细胞分化、心肌成熟、心脏环化及右心室的发育有重要作用。推测 MEF-2 通过 GATA-4、Nkx2.5 或其他调控因子的作用间接调控 ANF、α-CA 的表达。GATA-4-MEF-2 复合物中,GATA-4 因子与目标 DNA 序列结合,

MEF-2因子能激发 GATA-4 因子的转录活性,两者互相促进调控心脏基因表达。此外,GATA-4-MEF-2 的相互作用可能克服一些抑制因子的作用。

这些机制不仅可以增进我们对心脏发育分子调控机制的认识,还可以增进对缺血性心脏病等发病机制的认识,使心脏疾病的早期干预和基因治疗成为可能,为根治心脏疾病提供了一条切实有效的途径。

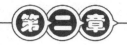

冠 心 病

第一节 ST 段抬高型心肌梗死

ST 段抬高型心肌梗死（ST segment elevation myocardial infarction, STEMI)是指在冠状动脉病变的基础上,冠状动脉血流中断,使相应的心肌出现严重而持久的急性缺血,最终导致心肌的缺血性坏死。在临床上常有持久的胸骨后压榨性疼痛、发热、白细胞计数增高、血清心肌损伤标志物升高,以及特征性心电图动态演变,并可出现多种心律失常、心源性休克或心力衰竭。STEMI 是动脉粥样硬化患者的主要死亡原因之一。

一、病因和发病机制

冠状动脉内阻塞性血栓形成的最初事件是动脉粥样硬化斑块的破裂或溃疡形成。斑块破裂导致斑块中的致栓物质暴露于循环中的血小板,如胶原纤维蛋白、血管病性血友病因子、玻璃体结合蛋白、纤维蛋白原、纤维连接蛋白等。血小板黏附在溃疡表面,随之引起血小板激活与聚集,导致血栓形成,纤维蛋白原转变成纤维蛋白,继而激活血小板及引起血管收缩,这其中部分也是由于血小板源性血管收缩物质所致。这种血栓前的外环境促进了一个活动血栓(包括血小板、纤维蛋白、凝血酶及红细胞)的形成和建立,引起梗死相关动脉的阻塞,心肌缺血坏死。

由于心外膜冠状动脉前向血流的中断,相应血管供应的心肌缺血,立即失去了正常的收缩功能,异常的心肌收缩方式包括运动不协调、运动减弱、运动消失和运动障碍,其严重程度主要取决于梗死部位、梗死程度及范围。缺血区心肌功能失调可通过增强功能正常的心肌运动来弥补,这主要通过急性代偿机制(包括交感神经系统活性增强)及 Frank-Starling 机制(即增加心脏前负荷,使回心血量增多,心室舒张末容积增加,从而增加心排血量及提高心脏做功)来实现。急性心肌梗死引起的心力衰竭也称泵衰竭,按 Killip 分级可分为 4 级,见表 2-1。

表 2-1　急性心肌梗死 Killip 分级

Killip 分级	定义
Ⅰ级	尚无明显心力衰竭
Ⅱ级	有左心衰竭,肺部啰音<50%肺野
Ⅲ级	有急性肺水肿,全肺大、小、干、湿啰音
Ⅳ级	心源性休克

二、临床表现

(一)前驱症状

患者发病前几天或几周内会出现典型前驱症状。其中以新发心绞痛和原有心绞痛加重最为突出。心绞痛发作较前频繁、程度加重、持续时间延长、硝酸甘油效果差等较常见。

(二)症状

1.疼痛

胸痛是 STEMI 患者最早出现、最为突出的症状,但患者疼痛程度不一,通常都较为严重,在某些情况下是患者无法忍受的,疼痛持续时间较长,通常超过30 分钟,甚至可持续达数小时。这种不适可描述为紧缩感、烧灼感、压迫感或压缩感。常位于胸骨后或心前区,可向左肩、左臂及左手尺侧及后背部放射,引起左手臂、手指及后背部不适感。在部分 STEMI 患者中,疼痛最初发生于上腹部,引起腹部的一系列症状而被误认为消化道疾病。某些患者可出现疼痛向肩背部、上肢颈部、下颚甚至肩胛区放射。STEMI 引起的胸痛通常持续时间长,多在30 分钟以上,甚至可达数小时,休息或含服硝酸甘油后不能缓解,患者常有濒死感。但有 8%～10% 的 STEMI 患者为无痛性的,尤其多见于老年患者,一般有较高的心力衰竭发生率。

2.全身症状

常有大汗、发热、心动过速及白细胞计数增高等表现。发热常出现在发病后1～2 天,主要是由于心肌坏死物吸收引起,通常为低热,在 38 ℃ 左右,很少>39 ℃,持续约 1 周。

3.消化道症状

50% 以上的 STEMI 患者有恶心、呕吐,可能由于迷走神经反射或与左心室内的机械刺激感受器有关。下壁 STEMI 患者比前壁 STEMI 患者这些症状更为多见。

4.心律失常

心律失常见于绝大多数 STEMI 患者,分为快速性心律失常和缓慢性心律失常,多发生于发病后 1～2 天。前壁 STEMI 多数易引起快速性心律失常(如室性期前收缩、室性心动过速、心房扑动、心房纤颤等),以室性期前收缩最为常见,如室性期前收缩连续出现短阵室速,甚至出现 R-on-T 现象,为室颤发生的先兆。部分患者入院前死亡的主要原因为室颤。下壁 STEMI 易引起缓慢性心律失常(如窦性心动过缓、房室传导阻滞、束支传导阻滞、窦性停搏等),主要与右冠闭塞引起窦房结或房室结血供减少有关。

5.急性左心衰竭或心源性休克

在部分患者,尤其是老年人,STEMI 的临床表现通常不是疼痛而是表现为更严重的急性左心衰竭和/或心源性休克,这些症状可能同时伴有出汗、呼吸困难、恶心和呕吐、意识不清等。

(三)体征

心脏听诊常有心动过速、心动过缓、各种心律失常。第一心音、第二心音减弱以及第四心音也较常见,提示心脏收缩力和左心室顺应性降低。在 STEMI 以及二尖瓣功能失调(乳头肌功能不全,二尖瓣关闭不全)引起的二尖瓣反流患者可闻及收缩期杂音。第三心音通常反映为左心室充盈压力增加,左心室功能严重失调。右心室 STEMI 患者常表现出明显的颈静脉曲张和 V 波,以及三尖瓣反流。大面积心肌缺血患者及既往有心肌梗死患者常在心肌梗死早期就存在左心功能不全表现,如呼吸困难、咳嗽、发绀、肺部啰音等。

三、诊断和鉴别诊断

(一)诊断

1.病史及体格检查

(1)病史:STEMI 患者临床表现多变,有些患者症状较轻,未能引起患者重视,而有些患者发病急骤,病情严重,以急性左心衰竭、心源性休克甚至猝死为主要表现。但大多数有诱发因素,最常见有情绪变化(紧张、激动、焦虑等)和过度体力活动,其他的如血压升高、休克、脱水、出血、外科手术、严重心律失常等。这些诱发因素能促发不稳定的粥样斑块发生破裂,形成血栓,从而导致 STEMI 的发生。对于典型的心肌梗死引起的胸痛诊断难度不大,但对于不典型胸痛(如上腹痛、呼吸困难、恶心、呕吐等)、无痛性心肌梗死以及其他不典型症状均应引起高度重视,特别多见于女性、老年患者、糖尿病患者,因为这些症状常不易让医师联想到与心脏疾病有关,从而延误诊治。STEMI 常见非典型表现有:①新发生或恶化的心力衰竭;②典型心绞痛,但性质不严重,无较长持续时间;③疼痛部位不典型的心绞痛;④中枢神经系统症状;⑤过度焦虑,突发狂躁等;⑥晕厥;⑦休克;⑧急性消化道症状。

(2)体格检查:所有 STEMI 患者应密切注意生命体征,并观察患者有无外周循环衰竭的表现,如面色苍白、皮肤湿冷等。血压除早期升高外,绝大多数患者血压下降,有高血压的患者,血压常在未服药的情况下降至正常。前壁 STEMI 多表现为交感神经兴奋引起的心率增快及快速性心律失常,而下壁 STEMI 多表现为副交感神经兴奋引起的心率减慢及缓慢性心律失常。心脏听诊可出现第一心音、第二心音减弱以及第四心音。

2.心电图

(1)心电图的特征:心电图不仅是诊断 STEMI 的重要手段之一,而且还可以起到定位、定时的作用。ST 段弓背向上抬高,尤其是伴随 T 波改变以及相对应导联的 ST 段压低("镜像改变")以及病理性 Q 波,并伴有持续超过 20 分钟的胸痛,强烈支持 STEMI 的诊断。《心肌梗死全球统一定义》推荐 STEMI 的心电图诊断标准:两个相邻导联新出现 J 点抬高;在 V_2、V_3 导联,男性(>40 岁)$\geqslant 0.2$ mV,男性(<40 岁)$\geqslant 0.25$ mV,女性$\geqslant 0.15$ mV;在其他导联$\geqslant 0.1$ mV。

(2)动态演变:ST 段的动态演变及 T 波改变伴随病理性 Q 波出现对 STEMI 的诊断具有高度特异性。主要分为超急性期、急性期、亚急性期和陈旧期。

(3)定位诊断:根据心电图特征性改变的导联可对急性心肌梗死进行定位诊断。但是许多因素限制了心电图对于 STEMI 的诊断和定位:心肌损伤的范围、梗死的时间、梗死的部位(如12导联心电图对于左心室后外侧区敏感程度较差)、传导异常、既往梗死或急性心包炎、电解质浓度的改变以及心血管活性药物的使用。心电图诊断前壁及下壁 STEMI 意见统一,对侧壁及后壁 STEMI 无统一依据。另外,在部分 STEMI 患者中,由于梗死位置的因素,心电图并不能出现典型的 ST 段改变。因此,即使缺乏 STEMI 的典型心电图改变,也需要立即开始针对心肌缺血进行必要的治疗,并尽可能完善相关检查排除 STEMI,避免恶性心律失常的发生。

所有疑似 STEMI 的患者入院后 10 分钟内必须完成一份 12 导联心电图。如为下壁心肌梗死,需加做后壁及右胸导联。如早期心电图不能确诊,需 5～10 分钟后重复行心电图检查,并注意动态观察。

3.心脏生化标志物

心肌损伤标志物呈动态升高改变是 STEMI 诊断的标准之一。敏感的心脏标志物测定可发现尚无心电图改变的小灶性梗死,对于疑似 STEMI 的患者,建议于入院即刻、2～4 小时、6～9 小时、12～24 小时行心肌损伤标志物测定,以进行诊断并评估预后。

(1)心肌肌钙蛋白(cTn):诊断心肌坏死特异性和敏感性最高的心肌损伤标志物,主要有 cTnI 和 cTnT,STEMI 患者症状发生后 2～4 小时开始升高,10～24 小时达到峰值,cTnI 持续 5～10 天,cTnT 持续 5～14 天,但 cTnI/cTnT 不能对超过 2 周的心肌梗死患者进行诊断。需要注意的是,cTn 的灵敏度相当高,但在某些情况(如肾衰竭、充血性心力衰竭、心脏创伤、电复律后、射频消融后、病毒感染等)下 cTn 也同样可以升高,出现假阳性情况。因此,不能单凭 cTnI/cTnT 升高而诊断急性心肌梗死,还应结合心电图、患者临床情况等进行全面分析。

(2)肌酸激酶同工酶:对判断心肌坏死的临床特异性较高,STEMI 后 6 小时即升高,24 小时达到高峰,持续 3～4 天。由于首次 STEMI 后 cTn 将持续升高一段时间(7～14 天),肌酸激酶同工酶更适于诊断再发心肌梗死。连续测定肌酸激酶同工酶还可作为判断溶栓治疗效果的指标之一,血管再通时肌酸激酶同工酶峰值前移(14 小时以内)。

(3)其他:天门冬氨酸氨基转移酶、乳酸脱氢酶对诊断 STEMI 特异性差,已不再推荐用于诊断 STEMI。肌红蛋白测定有助于早期诊断,敏感性较高,但特异性差,并且检测的时间窗较短。STEMI 后 1～2 小时即升高,4～8 小时达到高峰,持续 12～24 小时。

4.影像学检查

超声心动图可作为早期诊断急性心肌梗死的辅助检查之一,可发现节段性室壁运动异常和室壁反常运动,收缩时室壁运动变薄是心肌缺血的典型表现。同时,超声心动图能检测 STEMI 患者的心功能情况,对其预后进行评估。在 STEMI 患者出现心源性休克时,超声心动图可用于检测导致低心排血量的机械性因素(如新出现的室间隔穿孔或乳头肌功能失调),并将之与左心室收缩功能障碍相互鉴别。超声心动图可作为 STEMI 患者常用的影像学检查,但注意急性心肌梗死早期患者必须行床旁超声心动图检查。X线检查能够早期发现心力衰竭和心脏扩大的迹象,以及急性左心衰竭引起肺水肿时的改变,即肺血管周围的渗出液可使纹理模糊、肺门阴影不清楚,相互融合呈不规则片状模糊影,弥漫分布或局限于一侧或一叶,或见于肺门两侧,由内向外逐渐变淡,形成所谓"蝶形肺门",同时小叶间隔中的积液可使间隔增宽,形成小叶间隔线,即 Kerley A 线和B 线等。放射性核素心肌显像可评判心肌灌注情况,同时可评价患者的心功能情况。STEMI 强调早期再灌注治疗,因此影像学检查在急性 STEMI 的应用受到了很大的限制。必须指出,不应该因等待患者血清心脏生化标志物测定和影像学检查结果而延迟再灌注治疗。

(二)鉴别诊断

STEMI 的持续性胸痛应与以下疾病相鉴别,特别是危重疾病。

1.主动脉夹层

胸痛呈撕裂样、剧烈且很快达到高峰,常放射至肩背部及下肢,心率增快、血压升高,心脏彩超、主动脉增强 CT 有助于鉴别。

2.肺动脉栓塞

常表现为突发呼吸困难、胸痛、咯血、晕厥等,肺动脉瓣第二心音亢进,心肌损伤标志物常不高,血气分析、D-二聚体、肺动脉 CT 有助于鉴别。

3.急性心包炎

胸痛常伴发热,深呼吸时加重,早期可闻及心包摩擦音,心电图有 ST 段弓背向下型抬高,心肌损伤标志物常不高。

4.不稳定型心绞痛

胸痛时间较短,一般少于 20 分钟,心电图常呈 ST 段下移,T 波倒置,但变异型心绞痛有 ST 抬高,但无病理性 Q 波,心肌损伤标志物常不高。

5.急腹症

如食管反流伴痉挛、消化道穿孔、急性胰腺炎、急性胆囊炎等急腹症常与STEMI 混淆,但一般无心电图改变和心肌损伤标志物增高。

四、治疗和预后

(一)初始处理

1.持续心电、血压和血氧饱和度监测

所有 STEMI 患者到院后应立即予以心电、血压和血氧饱和度监测,并建立静脉通路,必要时开通大静脉。

2.吸氧

所有 STEMI 患者到院后应立即予以鼻导管吸氧,急性左心衰竭、肺水肿或有机械并发症的患者常伴有严重低氧血症,需面罩加压给氧或气管插管并机械通气。

3.绝对卧床休息

所有 STEMI 患者入院后应绝对卧床休息,可以降低心肌氧耗量。一般患者卧床休息 1～3 天,如有血流动力学不稳定、心力衰竭、心肌梗死后并发症的患者应延长卧床时间。

4.镇痛

STEMI 患者常伴剧烈胸痛,引起交感神经过度兴奋,产生心动过速、血压升高,从而增加心肌氧耗量,并易诱发快速室性心律失常。因此,应迅速给予有效镇痛剂,可静脉注射吗啡 3 mg,必要时 5 分钟重复 1 次,总量不宜超过 15 mg。吗啡不仅可以起到镇痛作用,还能扩张血管,降低左心室前后负荷,减少心肌氧耗量。吗啡的不良反应有恶心、呕吐、低血压和呼吸抑制,一旦出现呼吸抑制,可每隔 3 分钟静脉注射纳洛酮 0.4 mg(最多 3 次)拮抗。

5.饮食和排便

STEMI 患者需禁食至胸痛消失,然后给予流质、半流质饮食,逐步过渡到普通饮食。必要时使用缓泻剂,以防止便秘产生,排便用力,导致心律失常或心力衰竭,甚至心脏破裂。

(二)再灌注治疗

STEMI 通常是在冠状动脉粥样硬化的基础上突发斑块破裂、血栓形成,引起冠状动脉急性闭塞,从而导致血供中断,心肌出现缺血性坏死。在冠状动脉急性闭塞后的 20 分钟,心肌开始由内膜向外膜坏死,这一过程需 4～6 小时。心肌再灌注治疗开始越早,心肌坏死面积越小,预后相对越好。但单纯的心外膜血管开通不等于有效的再灌注,组织水平的再灌注才是任何再灌注治疗的终极目标。因此,早期、迅速、完全、持续和有效的再灌注治疗是 STEMI 最有效的治疗。再灌注治疗的方法主要有溶栓治疗、PCI 和 CABG。

1.溶栓治疗

在纤溶酶原激活剂的作用下,纤溶酶原可转变成纤溶酶,降解血栓上的不溶性纤维蛋白,从而使血栓溶解,梗死血管再通。早期大规模临床研究结果表明,溶栓治疗可显著降低 STEMI 患者的病死率。在 PCI 成为标准治疗之前,溶栓治疗是再灌注治疗的优先选择。在没有介入治疗的社区医院或者转诊到可开展介入治疗的医院需要很长时间的情况下,溶栓治疗是 STEMI 的首选。尽管溶栓治疗后 90 分钟内 80% 以上患者的梗死相关动脉可以再通,但是 40%～70% 的患者梗死相关动脉不能达到正常冠状动脉血流(TIMI3 级),而且即使是成功的再灌注后,至少 20% 的患者会发生再闭塞,再梗死率达到 19%。因此,使用溶栓治疗的患者大约只有 25% 可以达到理想且稳定的血流。

(1)溶栓治疗有严格的适应证,指南推荐:①发病 12 小时以内到不具备急诊 PCI 治疗条件的医院就诊、不能迅速转运、无溶栓禁忌证的 STEMI 患者均应进行溶栓治疗;②患者就诊早(发病≤3 小时)而不能及时进行 PCI 介入治疗者,或虽具备急诊 PCI 治疗条件,但就诊至球囊扩张时间与就诊至溶栓开始时间相差 >60 分钟,且就诊至球囊扩张时间 >90 分钟者应优先考虑溶栓治疗;③对再梗死患者,如果不能立即(症状发作后 60 分钟内)进行冠状动脉造影和 PCI,可给予溶栓治疗;④对发病 12～24 小时仍有进行性缺血性疼痛和至少 2 个胸导联或肢体导联 ST 段抬高 >0.1 mV 的患者,若无急诊 PCI 条件,在经过选择的患者也可溶栓治疗;⑤STEMI 患者症状发生 24 小时,症状已缓解,不应采取溶栓治疗。

(2)溶栓治疗的禁忌证。①绝对禁忌证:既往任何时间出血性脑卒中病史;已知的脑血管结构异常(如动静脉畸形);3 个月内有缺血性脑卒中发作(除外 4.5 小时内急性缺血性脑卒中);已知的颅内恶性肿瘤(原发或转移);未排除的主动脉夹层;活动性出血或者凝血功能障碍者;3 个月内严重头部闭合性创伤或面部创伤;2 个月内颅内或者脊柱外科手术。②相对禁忌证:慢性的、严重的、没有得到良好控制的高血压史或者目前血压增高;缺血性脑卒中病史超过 3 个月;痴呆;外伤或持续 >10 分钟的心肺复苏;3 周内大手术史,2～4 周内的内出血;已知的颅内病理学改变(不包括在绝对禁忌证内);不能压迫止血部位的大血管穿刺;妊娠;活动性的消化道溃疡;目前正在应用抗凝剂。另外,根据综合临床判断,患者的风险/效益比不利于溶栓治疗,尤其是有出血倾向者,包括严重肝肾疾病、恶病质、终末期肿瘤等。由于流行病学调查显示中国人群的出血性脑卒中发病率高,因此,年龄≥75 岁的 STEMI 患者应首选 PCI,选择溶栓治疗时应慎重,酌情减少溶栓药物剂量。

(3)溶栓药物的选择、剂量及用法:溶栓药物目前有三代,可分为非特异性纤溶酶原激活剂和特异性纤溶酶原激活剂,前者有链激酶和尿激酶,后者包括人重组组织型纤溶酶原激活剂、替奈普酶、阿替普酶和瑞替普酶。应严格掌握溶栓药物的用法及剂量,通常优先选择特异性纤溶酶原激活剂。主要溶栓药物用法及剂量见表2-2。

表 2-2 主要溶栓药物剂量及用法

溶栓剂	用法及剂量	抗原性	血管开通率*
特异性纤溶酶原激活剂			
替奈普酶	一般为 30～50 mg 溶于 10 mL 生理盐水静脉推注。根据体重调整剂量:如体重<60 kg,剂量为 30 mg;体重每增加 10 kg,剂量增加 5 mg,最大剂量为 50 mg(尚缺乏国人的研究资料)	否	85％
阿替普酶	①全量 90 分钟加速给药法:首先静脉推注 15 mg,随后 0.75 mg/kg 在 30 分钟内持续静脉滴注(最大剂量不超过 50 mg),继之 0.5 mg/kg 60 分钟持续静脉滴注(最大剂量不超过 35 mg) ②半量给药法:50 mg 溶于 50 mL 专用溶剂,首先静脉推注 8 mg,之后 42 mg 于 90 分钟内滴完	否	84％
瑞替普酶	10 U 溶于 5～10 mL 注射用水,静脉推注＞2 分钟,30 分钟后重复上述剂量	否	73％～84％
非特异性纤溶酶原激活剂			
链激酶	1.5×10^{6} U,60 分钟内静脉滴注	是	60％～68％

注:*,指 90 分钟 TIMI 2～3 级。

(4)疗效评估:GUSTO-Ⅰ研究表明,TIMI 3 级血流者的预后明显好于 TIMI 2 级者。TIMI 3 级血流对预测 STEMI 患者近期和远期的死亡率非常重要。因此,早期溶栓的目的就是迅速达到并维持 TIMI 3 级血流。溶栓开始后 60～180 分钟内应监测临床症状、心电图 ST 段抬高和心律/心率的变化。梗死相关动脉再通的间接判定指标包括:①60～90 分钟内抬高的 ST 段至少回落 50％;②cTn 峰值提前至发病 12 小时内,肌酸激酶同工酶酶峰提前到 14 小时内;③2 小时内胸痛症状明显缓解;④治疗后的 2～3 小时内出现再灌注性心律失常,如加速性室性自主心律、房室传导阻滞或束支传导阻滞,之后突然改善或消失;或者下壁 STEMI 患者出现一过性窦性心动过缓、窦房传导阻滞伴或不伴低血压。上述 4 项中,心电图变化和心肌损伤标志物峰值前移最重要。冠状动脉造影判断标准:TIMI 2 或 3 级血流表示梗死相关动脉再通,TIMI 3 级为完全性再通,溶栓失败则梗死相关动脉持续闭塞(TIMI 0~1 级)。TIMI 血流分级见表 2-3。

表 2-3　TIMI 血流分级

分级	冠状动脉造影结果
0 级	血管闭塞远端无前向血流
1 级	造影剂部分通过闭塞部位,但不能充盈远端血管床
2 级	造影剂可完全充盈梗死相关动脉远端血管床,但造影剂充盈及排空的速度较正常冠状动脉延缓
3 级	造影剂可完全充盈梗死相关动脉远端血管床,且充盈及排空的速度正常

2.PCI 治疗

近年来已经证实急诊 PCI 在 STEMI 患者中比溶栓治疗更有益处,因为 PCI 比溶栓治疗能获得更高的梗死相关动脉再通率及 TIMI 3 级血流。长期随访结果显示,急诊 PCI 患者较溶栓治疗,其死亡率、再梗死率及再缺血发生率低。心肌梗死后早期冠状动脉造影检查还可以带来额外的获益,可对发生再梗死或者心血管并发症的患者进行早期危险分层及鉴别。对于 STEMI 患者在急诊 PCI 同时行支架植入,特别是药物涂层支架,可使患者进一步获益。急诊 PCI 优于溶栓治疗,即便是转移到专科医院需要较长时间,同样优先选择急诊 PCI 治疗。研究表明,如果 STEMI 患者可在 2 小时内转运至可行 PCI 的临床中心,即使延误了开始的治疗,行 PCI 的患者较之溶栓治疗的患者也会有较好的预后。

(1)直接 PCI:指 STEMI 患者不进行溶栓治疗,而直接对梗死相关动脉进行球囊扩张和支架植入。指南对直接 PCI 推荐如下。①Ⅰ类推荐:如果即刻可行,且能及时进行(就诊-球囊扩张时间<90 分钟),对症状发病 12 小时内的 STEMI(包括正后壁心肌梗死)或伴有新出现或可能新出现左束支传导阻滞的患者应行直接 PCI。急诊 PCI 应当由有经验的医师(每年至少独立完成 50 例 PCI),并在具备条件的导管室(每年至少完成 100 例 PCI)进行。年龄<75 岁,在发病 36 小时内出现心源性休克,病变适合血管重建,并能在休克发生 18 小时内完成者,应行直接 PCI,除非患者拒绝、有禁忌证和/或不适合行有创治疗。症状发作<12 小时,伴有严重心功能不全和/或肺水肿(Killip Ⅲ级)的患者应行直接 PCI。常规支架植入。②Ⅱa 类推荐:有选择的年龄≥75 岁、在发病 36 小时内发生心源性休克、适于血管重建并可在休克发生 18 小时内进行者,如果患者既往

心功能状态较好、适于血管重建并同意介入治疗,可考虑行直接 PCI;如果患者在发病 12～24 小时内具备以下 1 个或多个条件时可行直接 PCI 治疗:严重心力衰竭、血流动力学或心电不稳定、持续缺血的证据。③Ⅲ类推荐:无血流动力学障碍患者,在直接 PCI 时不应该对非梗死相关血管进行 PCI 治疗;发病＞12 小时,无症状、血流动力学和心电稳定的患者不宜行直接 PCI 治疗。

(2)转运 PCI:高危 STEMI 患者就诊于无直接 PCI 条件的医院,尤其是有溶栓禁忌证或虽无溶栓禁忌证但已发病＞3 小时的患者,可在抗栓(抗血小板或抗凝)治疗的同时,尽快转运至可行 PCI 的医院。根据我国国情,也可尽快请有资质的医师到有 PCI 硬件条件的医院行直接 PCI。STEMI 患者如溶栓失败或有溶栓禁忌证时,应迅速转院行 PCI,尽快开通梗死相关动脉。

(3)溶栓后紧急 PCI。①Ⅰ类推荐:接受溶栓治疗的患者具备以下任何一项,推荐其接受冠状动脉造影及 PCI 治疗:年龄＜75 岁、发病 36 小时内的心源性休克、适合接受再血管化治疗;发病 12 小时内的严重心力衰竭和/或肺水肿(KillipⅢ级);有血流动力学障碍的严重心律失常。②Ⅱa 类推荐:年龄≥75 岁、发病 36 小时内已接受溶栓治疗的心源性休克、适合进行血运重建的患者,进行冠状动脉造影及 PCI;溶栓治疗后血流动力学或心电不稳定和/或有持续缺血表现者;溶栓 45～60 分钟后仍有持续心肌缺血表现的高危患者,包括中等或大面积心肌处于危险状态(前壁心肌梗死,累及右心室下壁的心肌梗死或胸前导联 ST 段下移)的患者急诊 PCI 是合理的。③Ⅱb 类推荐:对于不具备上述Ⅰ类和Ⅱa 类适应证的中高危患者,溶栓后进行冠状动脉造影和 PCI 治疗的策略也许是合理的,但其益处和风险尚待进一步确定。④Ⅲ类推荐:对于已经接受溶栓治疗的患者,如果不适宜 PCI 或不同意接受进一步有创治疗,不推荐进行冠状动脉造影和 PCI 治疗。

(4)早期溶栓成功或未溶栓患者(＞24 小时)PCI。在对此类患者进行详细临床评估后,择期 PCI 的推荐指征为:①病变适宜 PCI 且有再发心肌梗死表现;病变适宜 PCI 且有自发或诱发心肌缺血表现;②病变适宜 PCI 且有心源性休克或血流动力学不稳定;③左心室射血分数(左心室射血分数)＜0.40、心力衰竭、严重室性心律失常,常规行 PCI;④急性发作时有临床心力衰竭的证据,尽管发作后左心室功能尚可(LVFF＞0.40),也应考虑行 PCI 治疗;⑤对无自发或诱发心肌缺血的梗死相关动脉的严重狭窄于发病 24 小时后行 PCI;⑥对梗死相关动脉完全闭塞、无症状的 1～2 支血管病变,无心肌缺血表现,血流动力学和心电稳定患者,不推荐发病 24 小时后常规行 PCI。

3.CABG

对治疗急性期的 STEMI 有一定的限制,对下列情况可行急诊 CABG:①STEMI 患者行 PCI 失败,如合并持续性或反复心肌缺血、心源性休克、严重心力衰竭或者有高危特征者;②对于有机械性并发症(如心室游离壁破裂、乳头肌断裂、室间隔穿孔)的 STEMI 者;③左主干狭窄>50% 或三支病变,且存在危及生命的室性心律失常者;④年龄<75 岁,严重左主干病变或者三支病变,STEMI 后 36 小时发生心源性休克,并能在休克发生 18 小时内行 CABG 者;⑤STEMI 患者血流动力学不稳定和需要紧急 CABG 时机械循环支持是合理的。

抗血小板及抗凝药物在行 CABG 前应调整,指南推荐:①急诊 CABG 前阿司匹林不应用;②紧急辅助泵 CABG 前氯吡格雷或替格雷洛应至少停用 24 小时;③急诊 CABG 前 2~4 小时应停用 GPⅡb/Ⅲa 受体拮抗剂。

在临床上,如果患者出现 STEMI 的临床症状,心电图表现符合 STEMI 诊断标准,应该立即开始治疗。在这种情况下,等待血清心脏标志物检查结果是错误的,因为患者在出现症状后立即查血清标志物可能结果并不高。直接 PCI 和溶栓治疗是急诊再灌注的方法,应根据具体情况选择。

(三)药物治疗

正确选择治疗方案可以降低急性 STEMI 的死亡率。药物治疗包括早期再灌注治疗(PCI 或溶栓治疗)和阿司匹林的使用和/或其他抗血小板药物、β 受体阻滞剂、血管紧张素转换酶抑制剂/血管紧张素受体拮抗剂和他汀类药物。

1.抗血小板治疗

冠状动脉内斑块破裂诱发局部血栓形成,是导致 STEMI 的主要原因。在急性血栓形成中血小板活化起着十分重要的作用,抗血小板治疗已成为急性 STEMI 的常规治疗,溶栓前即应使用。常用的抗血小板药物有阿司匹林、P2Y12 受体抑制剂、血小板糖蛋白Ⅱb/Ⅲa 受体拮抗剂等。

(1)阿司匹林:通过抑制血小板环氧化酶使血栓素 A_2 合成减少,达到抑制血小板聚集的作用。虽然目前阿司匹林的最佳剂量仍未确定,各国指南推荐也不一样,但 STEMI 急性期所有患者只要无禁忌证,均应立即口服水溶性阿司匹林或嚼服肠溶阿司匹林,我国指南推荐负荷量 300 mg,继以每天 100mg 长期维持。2013 年美国心脏学院/美国心脏协会指南推荐负荷量 162~325 mg,继以 81~325 mg 维持,推荐 81 mg 维持。

(2)P2Y12 受体抑制剂:主要包括氯吡格雷、普拉格雷、替格雷洛,主要抑制 ADP 诱导的血小板聚集,口服后起效快。CLARITY 研究和 COMMIT/CCS-2

研究均证实阿司匹林联合氯吡格雷优于单用阿司匹林。指南对溶栓治疗、直接PCI和溶栓后PCI使用P2Y12受体抑制剂的推荐见表2-4～表2-6。若服用P2Y12受体抑制剂治疗时,出血风险大于预期疗效导致病死率增高时,则应提前停药。对阿司匹林禁忌者,可长期服用氯吡格雷。

表 2-4　指南对溶栓治疗使用氯吡格雷的推荐

溶栓治疗	推荐,证据
年龄<75 岁,负荷量 300 mg,维持量 75 mg	Ⅰ,A
持续 14 天至 1 年	Ⅰ,A(14 天) Ⅰ,C(1 年)
年龄≥75 岁,无负荷量,直接 75 mg,维持量 75 mg	Ⅰ,A
持续 14 天至 1 年	Ⅰ,A(14 天) Ⅰ,C(1 年)

表 2-5　指南对直接 PCI 使用 P2Y12 受体抑制剂的推荐

直接 PCI	推荐,证据
氯吡格雷:负荷量 600 mg,维持量 75 mg 每天 1 次	Ⅰ,B
普拉格雷:负荷量 60 mg,维持量 10 mg 每天 1 次	Ⅰ,B
禁用于有卒中或者 TIA 病史者	Ⅲ,B
替格雷洛:负荷量 180 mg,维持量 90 mg 每天 2 次	Ⅰ,B
接受支架(BMS 或 DES)植入者,要用 1 年的 P2Y12 受体抑制剂	Ⅰ,B
未植入支架患者,应使用氯吡格雷 75 mg 每天 1 次,至少 28 天,条件允许者也可用至 1 年	Ⅱa,C

表 2-6　指南对溶栓后 PCI 使用 P2Y12 受体抑制剂的推荐

溶栓后 PCI	推荐,证据
氯吡格雷:溶栓时已负荷,继续 75 mg 维持 DES 至少 1 年,BMS 30 天至 1 年 未接受负荷量,溶栓后 24 小时内 PCI 者,负荷量 300 mg 溶栓后 24 小时后 PCI 者,负荷量 600 mg	Ⅰ,C
普拉格雷:非特异性纤溶酶原激活剂溶栓 24 小时后,特异性纤溶酶原激活剂 溶栓 48 小时后,负荷量 60 mg,维持量 10 mg 禁用于卒中和 TIA 史者 DES 至少 1 年,BMS 30 天至 1 年	Ⅱa,B Ⅲ,B Ⅱa,B

（3）GPⅡb/Ⅲa受体拮抗剂：目前最强的抗血小板药物，主要有阿昔单抗、依替巴肽和替罗非班。一般用于急诊PCI中，一方面可以减少支架植入后的支架内血栓形成；另一方面可以减少梗死相关动脉的无复流，改善心肌供血。Meta分析显示，急性心肌梗死PCI术中使用GPⅡb/Ⅲa受体拮抗剂可减少死亡率。指南对拟行直接PCI的STEMI患者使用GPⅡb/Ⅲa受体拮抗剂的推荐见表2-7。在当前双重抗血小板治疗及有效抗凝治疗的情况下，GPⅡb/Ⅲa受体拮抗剂不推荐常规应用，可选择性用于血栓负荷重的患者和噻吩并吡啶类药物未给予适当负荷量的患者。静脉溶栓联合GPⅡb/Ⅲa受体拮抗剂可提高疗效，但出血并发症增加，使用时应权衡利弊。

表 2-7　指南对直接 PCI 使用 GPⅡb/Ⅲa 受体拮抗剂的推荐

直接 PCI	推荐，证据
阿昔单抗：负荷量 0.25 mg/kg，维持量每分钟 0.125 μg/kg，最大每分钟 10 μg，维持 12 小时	Ⅱa，A
依替巴肽：负荷量 180 μg/kg×2 次，间隔 10 分钟，维持量每分钟 2 μg/kg，维持 18 小时；肌酐清除率每分钟<50 mL 者减半，禁用于透析者	Ⅱa，B
替罗非班：负荷量 25 μg/kg，维持量每分钟 0.15 μg/kg，维持 12～18 小时；肌酐清除率每分钟<30 mL 者减半	Ⅱa，B
导管室之前应用	Ⅱb，B

2.抗心肌缺血及其他药物

（1）硝酸酯类：可通过扩张血管及冠状动脉，降低心脏前负荷，增加冠状动脉血流，降低心肌氧耗量，改善心肌缺血，并可预防和解除冠状动脉痉挛。常用的硝酸酯类药物包括硝酸甘油、硝酸异山梨酯和5-单硝酸异山梨酯。静脉滴注硝酸甘油应从低剂量（每分钟5～10 μg）开始，酌情逐渐增加剂量（每5～10分钟增加5～10 μg，最大剂量每分钟100 μg），直至症状控制、收缩压降低1.3 kPa（10 mmHg）（血压正常者）或4.0 kPa（30 mmHg）（高血压患者）的有效治疗剂量。在静脉滴注硝酸甘油过程中应密切监测血压（尤其大剂量应用时），如果出现心率明显加快或收缩压<12.0 kPa（90 mmHg），应减量或停药。最初24小时静脉滴注硝酸甘油一般不会产生耐药性，若24小时后疗效减弱或消失，可酌情增加滴注剂量。硝酸酯类药物的不良反应有头痛、反射性心动过速和低血压等。当该类药物造成血压下降而限制β受体阻滞剂的应用时，则不应使用硝酸酯类药物。此外，硝酸酯类药物会引起青光眼患者眼压升高。

（2）β受体阻滞剂：通过抑制交感神经系统、减慢心率、降低体循环血压和减弱心肌收缩力,以减少心肌氧耗量和改善缺血区的氧供需失衡,缩小心肌梗死面积,减少复发性心肌缺血、再梗死、室颤及其他恶性心律失常,可改善 STEMI 患者的预后。常用的 β 受体阻滞剂有阿替洛尔、美托洛尔、比索洛尔、卡维地洛等,用药期间应严格观察患者的心率及血压情况,做到个体化用药,若患者耐受良好,可转换为相应剂量的长效控释制剂。急性心肌梗死患者使用 β 受体阻滞剂的禁忌证有:①心力衰竭的体征,或未稳定的左心衰竭;②低血压;③心率<60 次/分;④其他相对禁忌证(PR 间期>0.24 秒、二度或三度房室传导阻滞、急性哮喘或反应性气道疾病、末梢循环灌注不良)。

(3)ACEI 和 ARB:ACEI 主要通过影响心室重构、减轻心室过度扩张,从而减少充血性心力衰竭的发生,降低病死率。几项大规模临床随机试验(如 ISIS-4、GISSI-3、CCS-1 和 SMILE)已明确 STEMI 早期使用 ACEI 能降低病死率(尤其是前 6 周的病死率降低最显著),高危患者应用 ACEI 临床获益明显,前壁 STEMI 伴有左心功能不全的患者获益最大。STEMI 早期 ACEI 应从低剂量开始,逐渐加量。另外,不推荐常规联合应用 ACEI 和 ARB;对能耐受 ACEI 的患者,不推荐常规用 ARB 替代 ACEI。

(4)醛固酮受体拮抗剂:通常在 ACEI 治疗的基础上使用。对于左心室射血分数≤0.40、有症状的心力衰竭或有糖尿病的 STEMI 患者,醛固酮拮抗剂应给予已接受 β 受体阻滞剂和 ACEI 的患者。ACEI 和螺内酯联合应用较 ACEI 和 ARB 联合应用有更好的价效比,一般不建议三者联合应用。

(5)钙通道阻滞剂:主要通过降低血压、减慢心率和减弱心肌收缩力来减少心肌氧耗,但同时会反射性引起交感神经活性增高。临床研究表明,在急性心肌梗死早期或者晚期使用钙通道阻滞剂均不能降低患者的死亡率,对部分患者甚至不利。因此,指南不推荐钙通道阻滞剂作为 STEMI 的一线用药。

(6)他汀类药物:除调脂作用外,他汀类药物还具有抗炎、改善内皮功能、减少炎症反应、稳定斑块、改善糖耐量、抑制血小板聚集、逆转左心室肥厚等作用。因此,指南推荐:①所有无禁忌证的 STEMI 患者入院后应尽早开始强化他汀类药物治疗;②24 小时内明确 STEMI 患者血脂情况是合理的;③所有 STEMI 患者均应使用他汀类药物使低密度脂蛋白胆固醇目标值达到<2.6 mmol/L(100 mg/dL)。调脂治疗不仅对血脂异常的 STEMI 患者有益,对血脂正常,甚至基线低密度脂蛋白胆固醇<1.8 mmol/L(70 mg/dL)的患者仍有益。低密度脂蛋白胆固醇达标后,长期维持治疗有利于冠心病的二级预防。

(四)干细胞移植

目前干细胞移植治疗大多采用骨髓间充质干细胞或骨骼肌成纤维细胞。Meta分析表明干细胞移植治疗STEMI可轻度提高患者左心室射血分数。但由于样本量较小，不同临床试验结果存在较大差异，大部分临床终点（如死亡、靶血管血运重建、因心力衰竭再次住院率等）均无显著改善，因此，安全性和有效性尚需多中心、大样本随机双盲对照研究证实，目前不宜作为常规治疗选择。尽管目前干细胞在心肌再生的动物和临床试验中取得了令人鼓舞的结果，但是干细胞治疗心肌梗死目前仍处于起步阶段，仍有许多问题亟待解决。

(五)并发症及处理

1.心力衰竭和心源性休克

(1)心力衰竭：多见于大面积心肌梗死的患者，如广泛前壁心肌梗死。左心室舒张功能不全可导致肺静脉高压及肺淤血，收缩功能不全可导致心排血量明显降低与心源性休克。急性左心衰竭时患者常表现为烦躁、呼吸困难、端坐呼吸、面色发绀、咳粉红色泡沫痰，血压增高、心率增快，听诊两肺满布湿啰音及哮鸣音，第一心音减弱、肺动脉瓣第二心音亢进及奔马律。如病情进一步发展，血压可持续性下降，直至心源性休克甚至死亡。

(2)心源性休克：急性心肌梗死后泵衰竭最严重的并发症。绝大多数是由于梗死后心肌坏死所致，但也有部分是机械性因素引起，如游离壁破裂、假性动脉瘤破裂、室间隔穿孔或乳头肌断裂等。患者呈严重的低血压及低灌注状态，表现为意识不清、四肢厥冷、少尿等。心源性休克患者死亡率极高，预后极差。

综上，急性左心衰竭和心源性休克是STEMI的严重并发症，是致命性的，必须立即进行有效处理。

2.心律失常

由于心肌严重缺血，导致心肌细胞电不稳定性，STEMI患者可发生室性期前收缩、室性心动过速、心室颤动或加速自主心律等；窦性心动过缓，有时伴有房室传导阻滞与低血压，可能与迷走神经活动性增强有关；交感神经兴奋可引起窦性心动过速、房性期前收缩、心房纤颤等；缺血性损伤可发生房室传导阻滞或室内传导阻滞。应及时消除心律失常，以免演变为严重的恶性心律失常甚至猝死。首先应排除患者是否存在再发心肌梗死、严重电解质紊乱和代谢异常等诱因。发生心室颤动或持续多形性室性心动过速时，应尽快非同步直流电除颤；持续单形性室性心动过速可先予以药物治疗，如胺碘酮150 mg静脉推注，然后每分钟

1 mg,6 小时后每分钟 0.5 mg 维持,或者利多卡因 50～100 mg 静脉推注,必要时重复;频发室性期前收缩、非持续性室速也可使用利多卡因;对窦性心动过缓者可给予阿托品 0.5～1.0 mg 静脉推注,3～5 分钟可重复,最大量 2～3 mg;高度房室传导阻滞或严重的束支传导阻滞可行临时起搏。

3.其他

STEMI 后其他并发症包括再发胸部不适、缺血及再梗死、机械并发症(如左心室游离壁破裂、室间隔穿孔、乳头肌功能不全或断裂等)等。此外,心包积液、心肌炎及 Dressler 综合征也可能发生。STEMI 患者(尤其是前壁 STEMI)5%～10%发生左心室室壁瘤,心电图可出现 ST 段持续抬高,应及时行超声心动图明确。

(六)二级预防

所有 STEMI 患者出院前应接受健康教育,包括生活方式改变和药物治疗。STEMI 患者的家属应监督患者进行生活方式的改变,STEMI 患者及家属同时还应学会识别常见心脏病(如心绞痛、心肌梗死)的症状以及院前处理措施。STEMI 患者出院后,应继续进行科学合理的二级预防,以降低心肌梗死复发、心力衰竭以及心源性死亡等主要不良心血管事件的危险性,并改善患者的生活质量。STEMI 患者的二级预防措施包括生活方式改善、药物治疗以及心血管危险因素的综合防控。

1.生活方式改变

(1)戒烟:吸烟是一项主要的危险因素。在 STEMI 患者住院期间,烟草依赖者常常能主动或被动的暂时停止吸烟,而出院后能否永久戒烟并避免被动吸烟是戒烟能否成功的关键。医务人员应在出院前对 STEMI 患者及家属进行宣教,指导并制订正规的戒烟计划,督促其戒烟,必要时可给予适当的药物治疗(尼古丁替代品等)。

(2)运动:适量的运动对 STEMI 患者是有益的,指南推荐 STEMI 患者以运动锻炼为主的心脏康复训练。STEMI 患者出院前应做运动耐量评估,并制订个体化运动方案。对病情稳定的患者建议每天进行 30～60 分钟中等强度的有氧运动(如快步行走等),每周至少坚持 5 天,应循序渐进,避免过度运动。

(3)控制体重:肥胖是一项重要的危险因素。出院前以及出院后随诊时应监测体重,并建议其通过合理饮食与运动将体重指数控制在 24 kg/m² 以下。

2.药物治疗

(1)抗血小板治疗:若无禁忌证,所有 STEMI 患者出院后均应长期服用阿司匹林(每天 75～150 mg)治疗。

(2)ACEI 和 ARB:若无禁忌证,所有伴有心力衰竭(左心室射血分数<0.40)、高血压、糖尿病或慢性肾脏疾病的 STEMI 患者均应长期服用 ACEI 治疗。

(3)β 受体阻滞剂:在 STEMI 患者二级预防中的价值已经被广泛证实。若无禁忌证,所有 STEMI 患者均应长期服用 β 受体阻滞剂治疗,并根据患者耐受情况确定个体化的治疗剂量。

(4)醛固酮拮抗剂:无明显肾功能损害和高血钾的 STEMI 患者,经过有效剂量的 ACEI 与 β 受体阻滞剂治疗后其左心室射血分数<0.40,可考虑应用醛固酮拮抗剂治疗,但须密切观察相关不良反应(特别是高钾血症)的发生。

3.控制心血管危险因素

(1)控制血压:STEMI 患者出院后应继续进行有效的血压管理。对于一般患者,应将其血压控制于<18.7/12.0 kPa(140/90 mmHg),合并慢性肾病者应将血压控制于<17.3/10.7 kPa(130/80 mmHg)。近来有证据显示,冠心病患者血压水平与不良事件发生率之间可能存在 J 形曲线关系,即血压水平过高或过低均可对其预后产生不利影响,因此在保证血压(特别是收缩压)达标的前提下,需避免患者舒张压<9.3 kPa(70 mmHg)。

(2)调脂治疗:STEMI 患者出院后应坚持使用他汀类药物,将低密度脂蛋白胆固醇控制在<2.60 mmol/L(100 mg/dL),并可考虑达到更低的目标值[低密度脂蛋白胆固醇<2.08 mmol/L(80 mg/dL)]。对于合并糖尿病者,应将低密度脂蛋白胆固醇控制在<2.08 mmol/L(80 mg/dL)以下。达标后需要进行随访来调整剂量,不可盲目停药或减小剂量。

(3)血糖管理:对所有 STEMI 患者均应询问其有无糖尿病病史,并常规检测空腹血糖,对糖尿病患者应严格控制血糖。

(4)植入式心脏除颤器的应用:对于心脏性猝死复苏成功者,植入式心脏除颤器可以显著降低其心脏性死亡发生率以及总病死率。研究显示,以下两类患者使用植入式心脏除颤器可以显著获益:①左心室射血分数<0.40,且伴有自发非持续性室速和/或电程序刺激可诱发出单形持续性室速者;②STEMI 至少40 天后患者仍存在心力衰竭症状(NYHA 心功能Ⅱ～Ⅳ级),且左心室射血分数<0.30 者。STEMI 后虽经最佳药物治疗仍存在轻度心力衰竭症状且左心室射血分数<0.35 者也可考虑植入式心脏除颤器。为保证患者心功能有充分的时间恢复,应在 STEMI 患者接受血运重建至少 3 个月后方需评估其是否需要植入式心脏除颤器。

第二节　非 ST 段抬高型心肌梗死

一、病因和发病机制

非 ST 段抬高型心肌梗死患者共同的病理生理机制主要包括以下两种。①斑块破裂：导致急性、非闭塞性的血栓形成；②斑块腐蚀：以血栓黏附于斑块表面而无斑块破裂为特征，尸检发现这种斑块腐蚀在非 ST 段抬高型心肌梗死中占 25%～40%，女性多于男性。

（一）斑块破裂

动脉粥样硬化病变存在于全身所有主要的血管，主要包括脂核和纤维帽。与稳定斑块相比，具有破裂危险的易损斑块形态学特征有：①大而富含脂质的核心（≥40%斑块体积）；②胶原和平滑肌细胞缺少的薄纤维帽，血管外层扩张伴正向重塑；③纤维帽、脂质核心周围炎性细胞浸润（单核-巨噬细胞、T 细胞、树突状细胞、脱颗粒的肥大细胞等）；④斑块内新生血管增加及斑块内出血。斑块破裂的主要机制包括：单核巨噬细胞或肥大细胞分泌的蛋白酶（如胶原酶、凝胶酶、基质溶解酶等）消化纤维帽；斑块内 T 细胞通过合成 γ-干扰素抑制平滑肌细胞分泌间质胶原，使斑块纤维帽变薄；动脉壁压力、斑块位置和大小、血流对斑块表面的冲击；冠状动脉内压力升高、血管痉挛、心动过速时心室过度收缩和扩张所产生的剪切力以及斑块滋养血管破裂，诱发与正常管壁交界处的斑块破裂。斑块的大小、管腔的狭窄程度与斑块破裂的危险程度无关，回顾性分析发现，近 2/3 的斑块破裂发生在管腔狭窄＜50%的部位，几乎所有破裂发生在管腔狭窄＜70%的部位。同时，冠状动脉造影发现，具有相同斑块数目及冠状动脉狭窄程度的患者，有些患者可长期无症状，而有些患者能发生严重的心脏事件。非 ST 段抬高型心肌梗死患者通常存在多部位斑块破裂，因此多种炎症、血栓形成及凝血系统激活的标志物增高。

（二）斑块腐蚀

通常指血栓黏附于斑块表面（无斑块破裂），但斑块与血栓连接处内皮缺失。这些斑块通常被认为相对容易形成血栓，但实际上，血栓发生的诱因常位于斑块外部,而并非斑块本身。多见于女性、糖尿病和高血压患者,易发生于轻度狭窄和右冠状动脉病变处。

继发性非 ST 段抬高型心肌梗死患者常有稳定型冠心病病史,冠状动脉外疾病导致心肌氧需与氧供不平衡,剧烈活动、发热、心动过速(如室上性心动过速、房颤伴快速心室率)、甲状腺功能亢进、高肾上腺素能状态、精神压力、睡眠不足、过饱进食、左心室后负荷增高(高血压、主动脉瓣狭窄)等均可增加心肌需氧量;而低血压、严重贫血、正铁血红蛋白血症及低氧血症等减少心肌氧供。另外,少数非 ST 段抬高型心肌梗死由非动脉硬化性疾病所致(如动脉炎、外伤、夹层、血栓栓塞、先天异常、滥用可卡因或心脏介入治疗并发症等)。

二、临床表现

(一)症状

绝大多数非 ST 段抬高型心肌梗死患者有典型的缺血性心绞痛表现,通常表现为深部的、定位不明确的、逐渐加重的发作性胸骨后或者左胸部闷痛,紧缩感,可放射至左侧颈肩部、手臂及下颌部等,呈间断性或持续性,通常因体力活动和情绪激动等诱发,常伴有出汗、恶心、呼吸困难、窒息甚至晕厥,一般可持续数分钟至 20 分钟,休息后可缓解。以加拿大心血管病学会的心绞痛分级为判断标准,不稳定型心绞痛患者的临床特点包括:①静息时心绞痛发作>20 分钟(不服用硝酸甘油的情况下);②初发心绞痛:严重、明显及新发心绞痛(就诊前 1 个月内),表现为自发性心绞痛或劳力型心绞痛;③恶化型心绞痛:原来的稳定型心绞痛最近 1 个月内症状加重,时间延长及频率增加。表现为不稳定型心绞痛的患者,如心肌损伤标志物(如肌酸激酶同工酶、cTn)阳性,则应考虑非 ST 段抬高型心肌梗死。

心绞痛发作时伴低血压或心功能不全,常提示预后不良。贫血、感染、炎症、发热和内分泌紊乱(特别是甲状腺功能亢进)易促进疾病恶化与进展。非 ST 段抬高型心肌梗死的不典型临床表现有右胸或者肩胛部疼痛、胸背部疼痛、牙痛、咽痛、上腹隐痛、消化不良、胸部针刺样痛或仅有呼吸困难等(图 2-1),这些常见于老年、女性、糖尿病、慢性肾功能不全或痴呆症患者,应注意鉴别。临床缺乏典型胸痛,特别是当心电图正常或临界病变时,常易被忽略和延误治疗,应注意连续观察。

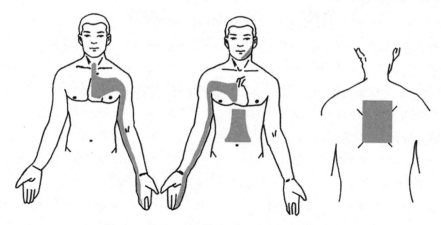

图 2-1　常见心绞痛部位及不典型心绞痛部位

（二）体征

绝大多数非 ST 段抬高型心肌梗死患者无明显的体征。但常有出汗、焦虑，甚至坐立不安、期前收缩增多、心率加快等情况。患者血压通常正常，但如果患者疼痛和/或焦虑严重，血压会由于肾上腺素释放而增高。不稳定型心绞痛患者体温通常不高，但心肌梗死患者（包括 STEMI 和非 ST 段抬高型心肌梗死）通常在心肌梗死 4～8 小时后出现低热，持续 4～5 天。心脏听诊常无阳性体征，但如出现第一心音减弱，则要注意有无急性左心功能不全或者房室传导阻滞的存在；第四心音常在胸骨旁能听到，表明左心室顺应性降低；如出现全收缩期杂音，应考虑有无二尖瓣反流。高危患者心肌缺血引起心功能不全时，可有新出现的肺部啰音或啰音增加、第三心音。

三、诊断和鉴别诊断

（一）诊断

1.病史及体格检查

（1）病史：对病史认真的询问是明确胸痛患者诊断的重要部分，大约 80% 的非 ST 段抬高型心肌梗死患者有冠状动脉疾病史，且本次胸痛发作常有诱因，如过量运动、情绪激动等，但是许多非 ST 段抬高型心肌梗死症状不典型，因此单纯的依赖病史是不够的。尽管典型心绞痛的胸部不适常被描述为胸闷或压迫感，但研究发现缺血相关胸痛的患者中有 1/4 表现为锐痛或刺痛。所有非 ST 段抬高型心肌梗死患者中 13% 表现为胸膜炎样疼痛，7% 触诊时可产生疼痛。

（2）体格检查：绝大多数是正常的，包括胸部检查、听诊、心率及血压测定。

体格检查的目的是发现外部诱因和排除非心源性胸痛表现(如主动脉夹层、急性肺动脉栓塞、气胸、肺炎、胸膜炎、心包炎、心瓣膜疾病),焦虑惊恐症状等。

2.心电图

静息12导联心电图是对疑诊非ST段抬高型心肌梗死患者进行筛查和评估的重要首选方法。ST-T动态变化是非ST段抬高型心肌梗死最有诊断价值的心电图表现:症状发作时可记录到一过性ST段改变(常表现为2个或2个以上相邻导联ST下移≥0.1 mV),症状缓解后ST段缺血性改变改善,或者发作时倒置T波呈"伪正常化",发作后恢复至原倒置状态更具有诊断意义,并提示有急性心肌缺血或严重冠状动脉疾病。陈旧性束支传导阻滞提示患者有潜在的冠状动脉疾病,但新出现的或可能为新出现的束支传导阻滞是高危患者的标志。有无症状时均应记录心电图,症状发作时的12导联心电图非常有价值。必要时应将不同时间的心电图做前后比较,如果有动态ST-T变化,应考虑可能存在非ST段抬高型心肌梗死。但有胸痛症状的患者即使心电图正常也不能除外非ST段抬高型心肌梗死。研究发现,60%的非ST段抬高型心肌梗死患者心电图无变化。

发作时心电图显示胸前导联T波对称性深倒置并呈动态改变,多提示左前降支严重狭窄。有冠心病病史的患者如出现胸前导联和/或aVL导联的ST段改变时应加做后壁导联心电图,以明确是否存在后壁心肌梗死。变异型心绞痛常呈一过性ST段抬高。胸痛明显发作时心电图完全正常,还需考虑非心源性胸痛。非ST段抬高型心肌梗死的心电图ST段压低和T波倒置比不稳定型心绞痛更加明显和持久,并可有一系列演变过程(如T波倒置逐渐加深,再逐渐变浅,部分还出现异常Q波)。约25%的非ST段抬高型心肌梗死可演变为Q波心肌梗死,其余75%则为非Q波心肌梗死。反复胸痛的患者需进行连续多导联心电图监测,才能发现ST-T波变化及无症状性心肌缺血。

心电图不仅对非ST段抬高型心肌梗死的诊断非常关键,其类型及变化幅度也能为预后提供重要参考信息。ST段压低的患者在未来6个月内死亡风险最大;仅有单纯的T波变化的患者相比心电图正常的患者,长期风险并不增加;ST段压低的患者,随着压低的程度及ST段最低水平点的数目增加,其死亡风险或再发心肌梗死的概率也将增加。

3.心肌损伤标志物

心肌细胞损伤后坏死,细胞膜完整性破坏,导致这些细胞内大分子释放入循环血液,从而能够被检测到。主要的心肌坏死标志物包括肌红蛋白、肌酸激酶、肌酸激酶同工酶、心肌肌钙蛋白(cTnT、cTnI),在非 ST 段抬高型心肌梗死患者的诊断和预后判断中十分重要。

(1)肌酸激酶、肌酸激酶同工酶:迄今为止,肌酸激酶、肌酸激酶同工酶仍是评估胸痛患者的重要生化指标。但由于它们在正常患者血中也有一定低水平的浓度;除心脏外还存在于其他组织中,特别是骨骼肌;这些特点限制了它们的预测价值。

(2)cTnT、cTnI:与传统的心肌酶(如肌酸激酶、肌酸激酶同工酶)相比,cTn 具有更高的特异性和敏感性,是理想的心肌坏死标志物。cTn 在正常人体的血液中含量极少,因此具有高度的特异性。cTn 的检测使我们能够发现 1/3 的肌酸激酶同工酶正常的不稳定型心绞痛患者的心肌坏死,目前已成为非 ST 段抬高型心肌梗死患者诊断和危险分层的必备条件,也为非 ST 段抬高型心肌梗死的早期诊断和预后提供了新的评估内容。高敏肌钙蛋白敏感性为 cTn 的 10～100 倍,胸痛发作 3 小时后即可检测到,因此,2011 年指南首次推荐高敏肌钙蛋白对非 ST 段抬高型心肌梗死患者进行快速诊断筛查。

床旁生化标志物能快速提供非 ST 段抬高型心肌梗死的早期诊断及治疗指导。如果症状发作后 3～4 小时内 cTn 测定结果为阴性,应该在症状出现后 6～9/12～24 小时再次监测。但是 cTn 升高也可见于以胸痛为表现的主动脉夹层和急性肺动脉栓塞、非冠状动脉性心肌损伤(如慢性和急性肾功能不全、严重心动过速和过缓、严重心力衰竭、心肌炎、脑卒中、骨骼肌损伤及甲状腺功能减退等疾病),应注意鉴别。

4.影像学检查

冠状动脉 CTA 推荐用于没有明确冠心病病史,肾功能正常者检查,应考虑 CT 检查的辐射以及造影剂对患者的影响。超声心动图能发现严重心肌缺血引起的左心室射血分数(左心室射血分数)降低和室壁节段性运动异常。利用影像学技术(如 MRI、PET 等)能进行心肌核素显像,评价心肌灌注、心肌细胞活力及心功能。

(二)鉴别诊断

主动脉夹层是首先要鉴别的疾病,当夹层累及冠状动脉开口时可伴发急性冠状动脉综合征,心脏彩超、主动脉增强 CT 有助于鉴别。肺动脉栓塞常表现为突发呼吸困难、胸痛、咯血、晕厥等,血气分析、D-二聚体、肺动脉 CT 有助于鉴别。还应与以下疾病相鉴别。

1.其他心脏疾病

如心包炎、肥厚型心肌病伴发的非典型心绞痛。

2.骨骼肌肉疾病

颈椎、肩部、肋、胸骨等骨骼肌损伤,可表现为非特异性胸部不适,类似心绞痛的症状,但通常为局部疼痛。

3.病毒感染

如带状疱疹。

4.消化道疾病

如食管反流伴痉挛、消化道溃疡、胆囊炎等,常与心绞痛混淆。

5.胸腔内疾病

如肺炎、胸膜炎、气胸等都可导致胸部不适。

6.神经精神相关疾病

可表现为惊恐发作及过度通气,也可被误认为非 ST 段抬高型心肌梗死。

四、治疗和预后

非 ST 段抬高型心肌梗死冠状动脉病变为未完全闭塞的富含血小板的白血栓,纤维蛋白溶解剂可进一步激活血小板和凝血酶,促进血栓再形成,从而使原来未完全闭塞冠状动脉病变完全闭塞,使非 ST 段抬高型心肌梗死恶化为 STE-MI,甚至发生死亡。因此,非 ST 段抬高型心肌梗死不宜溶栓治疗,而是进一步评估发展为心肌梗死和死亡的潜在危险程度,并根据危险度分层采取不同的治疗策略。

(一)危险分层

对非 ST 段抬高型心肌梗死患者进行危险分层有助于早期干预策略的选定,同时也能早期发现高危患者并给予积极药物或早期介入治疗,降低不良心血管事件的发生率,节约后期治疗的投入。因此,早期危险分层已成为非 ST 段抬高型心肌梗死处理策略的首要任务。一般来讲,危险分为血栓事件所导致的急性期危险,与基于动脉粥样硬化程度的远期危险。风险评估应根据具体情况个体化进行,并分为早期风险评估和出院前风险评估,前者目的是明确诊断并识别高危患者,以采取不同的治疗策略(保守或血运重建),并初步评估早期预后;后者则着眼于中远期严重心血管事件的复发,以选择合适的二级预防。

1.早期风险评估

评估患者的风险,包括冠状动脉疾病发生危险因素在内的年龄、性别、冠状动脉疾病家族史、吸烟史、血脂异常、高血压、糖尿病、肾功能障碍、既往冠状动脉疾病病史和吸毒史。12 导联心电图、心肌损伤标志物以及炎性标志物（C 反应蛋白、纤维蛋白原、IL-6）都是进行危险分层的重要辅助检查手段。指南要求对疑似非 ST 段抬高型心肌梗死的患者，应据病史、症状、体格检查、心电图和生物标志物结果进行诊断及短期缺血/出血危险分层。患者早期死亡及心血管事件的风险评估是一个复杂的过程，并非一成不变。大量研究结果显示，cTn 浓度升高有重要的判断意义，而且治疗获益与 cTn 水平有持续的相关性。对 cTn 阴性的非 ST 段抬高型心肌梗死患者，高敏 C 反应蛋白升高程度可预测其 6 个月至 4 年的死亡风险。研究表明 N-末端 B 型利钠肽原水平与非 ST 段抬高型心肌梗死患者死亡率密切相关，连续测量 N-末端 B 型利钠肽原水平与单次测量相比显著增加其预测价值。BNP 和/或 N-末端 B 型利钠肽原与其他风险评分系统（TIMI 积分系统）联合使用，则可提高评估非 ST 段抬高型心肌梗死患者预后的价值。对低危患者可考虑负荷试验，中低危患者可考虑冠状动脉 CTA 检查。

（1）缺血评估：非 ST 段抬高型心肌梗死风险评估涉及多个因素，可采用多种方法进行危险分层，目前多采用 TIMI 积分系统。Antman 等开发的 TIMI 风险评分是一种简单的工具，由就诊时 7 个方面的分数总和决定，有下述情况者分别计 1 分：年龄≥65 岁、至少 3 个冠心病危险因素、既往冠状动脉狭窄≥50%、心电图有 ST 段变化、24 小时内至少有 2 次心绞痛发作、7 天内曾使用过阿司匹林、心肌坏死标志物水平升高。随着 TIMI 风险得分的增加，联合终点（14 天全因死亡率、新发或复发心肌梗死或复发心肌缺血需要行血运重建治疗）的发生率也相应增加（表 2-8）。

表 2-8　TIMI 危险积分及心血管事件风险

危险因素： （有下述情况者各计 1 分）	心血管事件风险 *	
	危险因素分值	发生率（%）
年龄≥65 岁	0~1	4.7
≥3 个冠心病危险因素	2	8.3
既往冠状动脉狭窄≥50%	3	13.2
24 小时内≥2 次心绞痛发作	4	19.9
既往 7 天内使用阿司匹林	5	26.2
ST 段改变	6	41
心肌坏死标志物阳性		

注：*，心肌梗死、心源性死亡、持续缺血；低危：0~2 分；中危：3~4 分；高危：5~7 分。

（2）出血评估：非 ST 段抬高型心肌梗死既存在缺血导致的心血管风险，同时也存在使用抗凝、抗血小板药物导致的出血风险（如消化道出血、脑出血等）。

2.出院前风险评估

出院前危险分层主要着眼于中远期再发严重冠状动脉事件的风险评估。应就临床病程的复杂性、左心室功能、冠状动脉病变严重程度、血运重建状况及残余缺血程度进行仔细评估，以选择适当的二级预防，减少再住院率，提高患者的生存率及生活质量。

（二）药物治疗

药物治疗是非 ST 段抬高型心肌梗死患者抗心肌缺血的基础措施和最重要的内容之一，不仅可缓解缺血症状，更重要的是改善预后，提高远期生存率。

1.抗缺血和抗心绞痛药物治疗

（1）硝酸酯类药物：主要通过介导一氧化氮的产生，刺激鸟苷酸环化酶增加循环环鸟苷酸水平，减少缩血管物质，扩张静脉血管，降低心脏前负荷，减少心肌氧需量。同时扩张冠状动脉血管，增加冠状动脉血流。所有血流动力学稳定的胸痛患者应在进行心电图检查后给予舌下含服硝酸甘油片剂。早期的心电图检查对于观察是否存在动态演变及右心室梗死是非常重要的。如果存在右心室梗死，硝酸酯类应禁用。硝酸酯类主要的不良反应为低血压及反射性心动过速，从而增加心肌氧耗量。如患者症状缓解不满意需应用其他治疗，如 β 受体阻滞剂和静脉硝酸酯类药物，硝酸酯类药物与 β 受体阻滞剂联合应用可以增强抗心肌缺血作用，并相互抵消药物的不良反应（如心动过速）。磷酸二酯酶抑制剂能明显加强和延长硝酸甘油介导的血管扩张，可导致严重的低血压、心肌梗死甚至死亡。急性期持续给予硝酸酯类药物可能会由于巯基消耗而出现耐药，因此，应维持每天至少 8 小时的无药期。硝酸酯类药物可以减轻症状和心肌缺血程度，但并不能降低死亡率。硝酸酯类对非 ST 段抬高型心肌梗死患者远期临床终点事件的影响尚缺乏随机双盲试验证实。

（2）β 受体阻滞剂：通过减慢心率、降低体循环血压和减低心肌收缩力从而降低心肌氧耗量，改善缺血区氧供；同时，通过延长心肌有效不应期，提高心室颤动阈值，可减低恶性心律失常发生率。β 受体阻滞剂在缓解心绞痛症状的同时，还能降低急性期患者的死亡率。因此，非 ST 段抬高型心肌梗死患者排除禁忌后应早期（24 小时内）给予口服的 β 受体阻滞剂，并将其作为常规治疗，从小剂量开始，逐渐加量，注意观察患者的心率及血压。口服药治疗要将静息心率降至50～60 次/分。首选具有心脏选择性的 β 受体阻滞剂，有阿替洛尔、美托洛尔、比索洛尔、卡维地洛等。如患者不能耐受 β 受体阻滞剂，可考虑应用非二氢吡啶类钙通道阻滞剂。非 ST 段抬高型心肌梗死患者使用 β 受体阻滞剂的禁忌证：①心力衰竭的体征,或未稳定的左心衰竭;②低心排状态;③发生心源性休克的危险性高;④其他相对禁忌证(PR 间期＞0.24 秒,二度或三度房室传导阻滞,急性哮喘或反应性气道疾病)。

(3)肾素-血管紧张素-醛固酮系统抑制剂:主要作用机制是通过影响心肌重构、减轻心室过度扩张而减少充血性心力衰竭的发生。大量临床试验证实,血管紧张素转换酶抑制剂可以对非 ST 段抬高型心肌梗死患者发挥心肌保护作用,并降低左心室收缩功能障碍者、糖尿病伴左心功能不全者和包括左心室功能正常的高危患者的死亡率。随访显示在心肌梗死伴心功能不全患者中使用 ACEI,死亡率和住院率的长期受益可维持 10～12 年。研究证实血管紧张素受体阻滞剂对于心肌梗死后高危患者与 ACEI 同样有效,对于不能耐受 ACEI 的患者可使用 ARB 替代,但联合使用 ACEI 和 ARB 可增加不良事件。EPHESUS 研究显示选择性醛固酮受体阻滞剂可降低心肌梗死合并心功能不全或糖尿病患者的致残率和死亡率。在无禁忌证的情况下,抗凝、抗血小板治疗后血压稳定即可开始使用,剂量和时限根据患者情况而定,一般从小剂量开始,逐渐增加,长期应用。

(4)钙通道阻滞剂:主要通过减轻心脏后负荷、降低心肌收缩力、减慢心率,从而缓解心绞痛症状和/或控制血压,但目前尚无证据显示钙通道阻滞剂可以改善非 ST 段抬高型心肌梗死患者的长期预后。主要不良反应为头痛、脸红、低血压、反射性心动过速及周围血管扩张导致的心肌氧耗量增加。因短效钙通道阻滞剂能引起血压波动及交感兴奋,故禁用于非 ST 段抬高型心肌梗死患者。指南推荐:①在应用 β 受体阻滞剂和硝酸酯类药物后患者仍然存在心绞痛症状或难以控制的高血压,可加用长效的二氢吡啶类钙通道阻滞剂;②如患者不能耐受β 受体阻滞剂,应将非二氢吡啶类钙通道阻滞剂与硝酸酯类合用;③非二氢吡啶类钙通道阻滞剂不宜用于左心室收缩功能不良的非 ST 段抬高型心肌梗死患者,并尽量避免与 β 受体阻滞剂合用。

(5)吗啡:对于硝酸酯类药物不能控制胸痛的非 ST 段抬高型心肌梗死患者,如无禁忌证可予静脉应用吗啡控制缺血症状。虽然吗啡也在血流动力学方面带来益处,其最主要的益处仍然是缓解疼痛和抗焦虑,从而使患者平静,减少儿茶酚胺的释放,对非 ST 段抬高型心肌梗死患者有潜在的益处。但镇痛的作用可能掩盖持续心肌缺血的表现。因此,对于应用吗啡后症状缓解的患者,应密切观察是否存在持续心肌缺血的证据,以免延误治疗。

2.抗凝治疗

非 ST 段抬高型心肌梗死患者的初始治疗给予阿司匹林及足量的静脉肝素,能使心肌梗死及死亡的发生危险降低 30%～40%。有证据显示,在抗血小板基础上联合抗凝治疗较单一用药更为有效。抗凝和双联抗血小板治疗被推荐为非 ST 段抬高型心肌梗死初始阶段的一线用药。因此,所有非 ST 段抬高型心肌梗死患者如无禁忌证,均应接受抗凝治疗。

(1)低分子肝素:肝素和低分子肝素间接抑制凝血酶的形成和活性,从而减少血栓的形成和促进血栓的溶解。与普通肝素相比,低分子肝素有更高的抗 Xa/IIa 活性比。低分子肝素的优势在于无须监测,可皮下注射给药。各种低分子肝素之间是有差别的,它们的抗 Xa/IIa 活性不同。这种差别是否意味着治疗获益的差别目前尚不清楚,但在非 ST 段抬高型心肌梗死患者的治疗中依诺肝素是唯一有证据优于普通肝素的低分子肝素。

(2)磺达肝癸钠:目前临床使用的唯一选择性 Xa 因子抑制剂,为人工合成戊糖,通过抗凝血酶介导选择性抑制 Xa 因子,对凝血酶本身无抑制作用。在 OASIS 5 研究中,磺达肝癸钠较依诺肝素在 30 天和 6 个月的严重出血发生率都有显著降低,6 个月联合终点事件发生率也显著降低,但磺达肝癸钠组 PCI 术中导管内血栓发生率高于依诺肝素组,因此,对于 PCI 术前使用磺达肝癸钠治疗的患者,术中应在此基础上加用标准剂量普通肝素或 GP $IIb/IIIa$ 受体拮抗剂。

(3)直接凝血酶抑制剂:比伐芦定是一种人工合成的拟水蛭素,能够可逆性地结合凝血酶,从而抑制血栓的形成。ACUITY 研究比较了比伐芦定和肝素合并糖蛋白 $IIb/IIIa$(GP $IIb/IIIa$)受体拮抗剂的疗效。在术前接受氯吡格雷负荷组的患者中,单独使用比伐芦定的缺血发生率低于联合使用肝素和 GP $IIb/IIIa$ 受体拮抗剂,且严重出血事件的发生率降低。但在术前未接受氯吡格雷负荷治疗的患者中,单独使用比伐芦定的联合缺血终点事件发生率高于肝素合并 GP $IIb/IIIa$ 受体拮抗剂治疗组。因此,比伐芦定推荐用于非 ST 段抬高型心肌梗死患者需急诊或择期 PCI 术的抗凝替代治疗。

(4)华法林:一些临床试验将长期口服华法林抗凝加用或不加用阿司匹林及单独应用阿司匹林进行了比较,目前的研究结果并不能明确说明非 ST 段抬高型心肌梗死患者在阿司匹林的基础上加用华法林长期抗凝能够带来获益。目前非 ST 段抬高型心肌梗死的治疗中并不推荐服用华法林,但对有明确使用华法林指征的非 ST 段抬高型心肌梗死患者(中高危心房颤动、人工机械瓣或静脉血栓栓塞者),可与阿司匹林和/或氯吡格雷合用,但需严密监测,建议将国际标准化比值控制在 2.0～2.5。

3.抗血小板治疗

(1)阿司匹林:通过不可逆的抑制血小板环氧化酶减少血栓素 A_2 的生成,从而抑制血小板的活化。在所有阿司匹林的临床研究中,针对非 ST 段抬高型心肌梗死的治疗作用最为突出。所有入院的非 ST 段抬高型心肌梗死患者,如无禁忌,立即给予阿司匹林。对于植入支架的患者,则建议使用较大剂量的阿司匹林维持,依据支架获准的临床试验,并根据出血风险和研究资料的更新,建议初始剂量为每天150～300 mg,金属裸支架植入术后维持 1 个月,药物洗脱支架植入术后维持 3 个月。阿司匹林的治疗不仅能够在急性期带来获益,长期治疗还可以带来长期益处。因此,阿司匹林是非 ST 段抬高型心肌梗死患者抗血栓治疗的基石。

(2)P2Y12 受体拮抗剂:噻氯吡啶和氯吡格雷均为 ADP 受体拮抗剂,通过特异性抑制 P2Y12-ADP 受体而阻断 ADP 诱导的血小板激活途径,从而抑制血小板的活化和聚集。噻氯吡啶的不良反应(血小板减少、骨髓衰竭等)限制了其使用,氯吡格雷成为应用最广泛的 P2Y12 受体拮抗剂。由于达到完全的抗血小板作用需要一段时间,现有的研究表明给予 1 次负荷剂量氯吡格雷可缩短达到有效抗血小板效果的时间。随着负荷剂量的增加,对血小板抑制的程度增加、发挥作用所需的时间缩短,但最佳的负荷剂量尚未确定。氯吡格雷不可逆的抑制血小板 P2Y12-ADP 受体,从而抑制血小板活性。CAPRIEC 研究结果显示氯吡格雷的疗效等于或大于阿司匹林。作为合理的二级抗血小板药物,当患者存在阿司匹林禁忌时,优先选用氯吡格雷。

氯吡格雷和阿司匹林通过不同的机制抑制血小板活性,因此两者合用其抗血小板的效应相加。两者合用所带来的临床获益在 CURE 研究中得到了证实,在用药早期即可出现,并且平均随访 9 个月,可以观察到获益的持续增加。因此,无论选择介入治疗还是保守治疗,排除禁忌后,均应使用阿司匹林＋氯吡格雷(负荷量＋维持量)。

美国心脏学院/美国心脏协会基于 TRITON-TIMI 38 研究和 PLATO 研究结果在 2012 年的不稳定型心绞痛/USTEMI 治疗指南更新增加了普拉格雷和替格瑞洛用于非 ST 段抬高型心肌梗死的抗血小板治疗,2011 年 ESC 指南也强烈推荐普拉格雷和替格瑞洛两种 P2Y12 受体拮抗剂,推荐力度甚至高于氯吡格雷。我国 2012 年指南也推荐普拉格雷和替格瑞洛用于非 ST 段抬高型心肌梗死。另一种可静脉应用的、选择性的、可逆的 P2Y12 受体拮抗剂坎格雷洛目前正在进行Ⅱ期临床试验。

（3）GPⅡb/Ⅲa受体拮抗剂：与血小板激活机制无关，血小板的聚集依赖于血小板之间通过血小板表面的GPⅡb/Ⅲa受体及纤维蛋白原的相互作用。GPⅡb/Ⅲa受体拮抗剂通过阻止血小板表面GPⅡb/Ⅲa受体与纤维蛋白原的结合，从而抑制血小板聚集。CAP-TURE研究和ISAR-REACT-2研究证实，非ST段抬高型心肌梗死患者给予阿昔单抗治疗后，PCI术后30天死亡和心肌梗死的发生率均明显降低。ESPRIT研究证实依替巴肽可显著降低PCI术后48小时死亡、心肌梗死和需紧急血运重建的发生率，上述获益可维持30天甚至6个月。RESTORET研究证实替罗非班降低非ST段抬高型心肌梗死患者48小时及7天的缺血事件的发生风险。因此，当非ST段抬高型心肌梗死患者行PCI治疗前，在应用其他抗凝药物的基础上GPⅡb/Ⅲa受体拮抗剂（阿昔单抗、替罗非班、依替巴肽）可作为一线药物使用。

对于GPⅡb/Ⅲa受体拮抗剂使用时间，EARLY ACS研究和ACUITY研究结果均表明早期使用GPⅡb/Ⅲa受体拮抗剂和PCI术中使用在主要终点上无显著差异，但EARLY ACS研究还表明早期使用组患者TIMI大出血风险显著增加。因此，新指南推荐在已经使用双联抗血小板的基础上，GPⅡb/Ⅲa受体拮抗剂可在PCI术中选择性应用，特别在处理高度血栓负荷的急性病变时。

4.他汀类药物

目前所有指南均把低密度脂蛋白胆固醇作为首要干预的靶点，而未把高密度脂质白作为干预靶点。如无禁忌证，无论基线低密度脂蛋白胆固醇水平如何，所有非ST段抬高型心肌梗死患者（包括PCI术后）均应尽早给予他汀类药物治疗。我国2007年《血脂异常管理指南》建议患者低密度脂蛋白胆固醇目标值达到<2.07 mmol/L（80 mg/dL）或原基线上下降40%，2011年ESC血脂异常管理指南建议低密度脂蛋白胆固醇目标值更低，达到<1.8 mmol/L（70 mg/dL）或原基线上下降50%。低密度脂蛋白胆固醇达标后，长期维持治疗，有利于冠心病二级预防。他汀类药物所带来的临床获益与低密度脂蛋白胆固醇降低程度有关，与他汀种类无关，因此他汀类药物选择依赖于低密度脂蛋白胆固醇降低程度。

（三）血运重建治疗

心肌血运重建使非ST段抬高型心肌梗死患者缓解症状、缩短住院时间和改善预后。其指征和最佳时间以及优化采用的方法（PCI或CABG）取决于临床情况、危险分层、并发症和冠状动脉病变的程度和严重性。但目前非ST段抬高型心肌梗死患者行血运重建的时机与预后关系的研究尚较少，其最佳时机目前仍存在争论。

1.侵入性策略(冠状动脉造影/PCI)

早期的 TIMIⅡB 研究和 VANQWISH 研究将介入治疗与传统治疗相比,未见更多获益,甚至提示可能有害。近期 FRISCⅡ研究和 TACTICS-TIMI18 研究得到了一致的结论,肯定了介入治疗的获益,对于高危的,尤其是 cTn 升高的患者,介入治疗获益明显。循证医学证据表明,对危险度高的患者,早期介入治疗策略显示出了明显的优势。应在危险分层的基础上明确这些患者 PCI 治疗的指征。如前所述,危险分层的方法常用有 TIMI 危险积分和 GRACE 预测积分,这些危险分层的指标都是将患者的症状、体征、心电图、心肌坏死标志物及其他辅助检查指标进行分析,权重后总结得出。其中胸痛持续时间过长、有心力衰竭表现、血流动力学不稳定、心肌坏死标志物显著升高和心电图提示 ST 段显著压低等方面更为重要(表 2-9)。对于低危和早期未行 PCI 的非 ST 段抬高型心肌梗死患者,出院前应进行必要的评估,根据心功能、心肌缺血情况和再发心血管事件的危险采取相应的治疗。对中、高危以上的非 ST 段抬高型心肌梗死患者行 PCI 应遵循首先进行危险分层,合理规范的术前、术中用药和恰当的 PCI 策略,危险度越高的患者越应尽早行 PCI,术前、术中的用药如抗血小板治疗、抗凝治疗等也随着危险度的增加应适当加强(表 2-10)。

表 2-9 非 ST 段抬高型心肌梗死患者分层

分级	符合以下一项或多项
极高危	1.严重胸痛持续时间长、无明显间歇或＞30 分钟,濒临心肌梗死表现
	2.心肌坏死标志物显著升高和/或心电图 ST 段显著压低(≥0.2 mV)持续不恢复或范围扩大
	3.有明显血流动力学变化:严重低血压、心力衰竭或心源性休克表现
	4.严重恶性心律失常:室性心动过速、心室颤动
中、高危	1.心肌损伤标志物升高
	2.心电图有 ST 段压低(＜0.2 mV)
	3.强化抗缺血治疗 24 小时内反复发作胸痛
	4.有心肌梗死病史
	5.冠状动脉造影显示冠状动脉狭窄病史
	6.PCI 后或 CABG 后
	7.左心室射血分数＜40%
	8.糖尿病
	9.肾功能不全(肾小球滤过率每分钟＜60 mL)

表 2-10　非 ST 段抬高型心肌梗死患者 PCI 指征推荐

指征	推荐,证据
对极高危患者行紧急 PCI(2 小时内)	Ⅱa,B
对中高危患者行早期 PCI(72 小时)	Ⅰ,A
对低危患者不推荐常规 PCI	Ⅲ,C
对 PCI 患者常规支架植入	Ⅰ,C

2.CABG

约 10% 的非 ST 段抬高型心肌梗死患者在病情稳定后需要行 CABG,非 ST 段抬高型心肌梗死选择血运重建的原则与 STEMI 相同。

(1)左主干病变、三支病变的患者(尤其是合并糖尿病),优先选择 CABG。

(2)前降支病变累及前降支近段且伴 LVEF<50% 或无创性检查提示心肌缺血的患者宜 CABG 或 PCI。

(3)强化药物治疗下不适宜行 PCI 的可考虑 CABG。

为防止出血等并发症,CABG 前应进行抗凝及抗血小板药物调整,具体要求见表 2-11。

表 2-11　CABG 前抗凝及抗血小板药物调整要求

要求	推荐,证据
继续使用阿司匹林	Ⅰ,A
术前停用氯吡格雷至少 5 天	Ⅰ,B
术前停用替格瑞洛至少 5 天	Ⅰ,C
术前停用普拉格雷至少 7 天	Ⅰ,C
术前 4 小时停用依非巴肽或替罗非班	Ⅰ,C
继续使用 UFH	Ⅰ,B
术前 12～24 小时停用依诺肝素以 UFH 代替	Ⅰ,B
术前 24 小时停用磺达肝素以 UFH 代替	Ⅰ,B
术前 3 小时停用比伐芦定以 UFH 代替	Ⅰ,B

(四)二级预防

1.控制血脂

大量的证据表明,降低胆固醇治疗可以减少冠心病合并高胆固醇血症患者的心血管事件发生率和死亡率。新近的临床试验证实,无论基线低密度脂蛋白胆固醇水平是否升高,他汀类药物治疗均可使患者受益。PROVE-IT TIMI 22

研究支持非 ST 段抬高型心肌梗死后早期强化降脂可获益。因此,指南作出如下推荐。

(1)所有患者入院 24 小时应评估空腹血脂谱。

(2)所有非 ST 段抬高型心肌梗死后的患者(包括血运重建治疗后的患者),如无禁忌证,无论基线低密度脂蛋白胆固醇和饮食改善情况如何,均应给予他汀类药物治疗。

(3)住院患者出院前应开始使用降脂药;建议降低非高密度脂蛋白胆固醇包括强化降低低密度脂蛋白胆固醇的治疗;对于低密度脂蛋白胆固醇>2.6 mmol/L(100 mg/dL)的非 ST 段抬高型心肌梗死患者,应该开始降低胆固醇治疗或强化达标至低密度脂蛋白胆固醇<2.6 mmol/L(100 mg/dL),可以进一步降低至<1.8 mmol/L(70 mg/dL);低密度脂蛋白胆固醇达标后,若甘油三酯>2.26 mmol/L,则联合使用贝特类或烟酸类药物。

(4)可以鼓励使用 ω-3 脂肪酸降低风险,降低甘油三酯治疗时可以使用大剂量(每天 2~4 g)降低风险。

2.控制血压

指南建议血压控制在<17.3/10.7 kPa(130/80 mmHg),治疗和控制血压的方法:①患者应开始改变生活方式;②对于血压>18.7/12.0 kPa(140/90 mmHg)的患者,首先使用 β 受体阻滞剂和/或 ACEI(必要时加用其他药物如噻嗪类)有助于血压达标。

3.其他

(1)强调戒烟,建议戒烟并避免二手烟。

(2)控制体重,强调控制饮食和适量运动,体重指数控制在 18.5~24.9 kg/m²。

(3)积极治疗糖尿病,使糖化血红蛋白<6.5%。

(4)根据过去的体力活动情况或运动试验制订运动方案,鼓励非 ST 段抬高型心肌梗死后的患者每天参加 30~60 分钟的体力活动。

(5)叶酸、维生素不再用于二级预防。

(6)发病前已开始使用雌激素替代治疗的绝经后女性应继续该治疗。

(7)可筛查是否存在精神抑郁,使用抗抑郁药治疗抑郁。

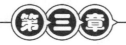

心 肌 病

第一节 右心室心肌病

这是近年来提出的另一种原因不明的心肌病。Fontaine 在 1976 年首先报道右心室心肌病,以后欧洲等地及我国都有病例报道,目前,已逐渐受到临床医师的重视。

一、病因

本病病因尚未阐明。有人认为是先天性右心室发育异常所致,在一组大系列的报道中,约 35％的病例是家族性的,家系调查呈常染色体显性遗传。也有人认为,本病并非发生在新生儿和婴儿,患者的心肌萎缩并非胚胎发生异常所致,可能是后天获得的疾病。化学性毒素,特别是病毒感染都被提出过为致病因素。

二、病理生理

病理所见均来自尸检报告。右心室心肌部分或全部缺如,由纤维、脂肪组织代替,肌小梁变平,心壁变薄,心内膜可贴近心外膜。病变广泛地累及右心室,更多地集中在三尖瓣和肺动脉瓣下及心尖部。镜下见心肌灶性坏死和退行性变,伴有纤维组织增生和脂肪浸润,坏死心肌细胞周围有单核细胞浸润,但并不多见。

心肌病变使右心室心肌收缩力明显减弱,每搏输出量减低,右心室收缩末期和舒张末期容量增多,射血分数减少,右心室腔扩大,以后发生右心衰竭,部分患者发生起源于右心室的室性心律失常,多为折返机制引起,可致猝死。

三、临床表现

由于病情轻重不同,临床表现差异很大。80％病例发生在 7～40 岁,未见新生儿或婴儿的报道。轻者心脏不增大,也无症状,死后尸检才发现患本病;亦有心脏增大但症状不明显,仅在活动时感觉心悸不适,在体格检查或尸检时才被发现。重者心脏增大,发生室性心律失常,可因反复出现室性心动过速而多次晕厥以致猝死。亦有以猝死为首发表现的患者。无论有无心律失常,本病患者均发生右心衰竭,在病变广泛的患者中尤为如此,心力衰竭前常有乏力,易疲劳等不适。

本病体征不多,近半数患者体检无异常发现,部分患者肺动脉瓣区第二心音呈固定分裂,很少听到病理性杂音,偶可闻及右心室奔马律。右心室显著增大者,心浊音界增大,心前区可隆起,有室性心律失常者听诊或触诊脉搏时可以发现。

四、实验室检查

(一)X 线检查

可见心影正常或增大。右心室已经增大的患者,X 线检查未必能显示心影的增大,有时可呈球形。

(二)心电图检查

胸导联 T 波倒置,多局限于 V_1 至 V_3 导联,亦可波及 V_4～V_6 导联。可有右束支传导阻滞,但不多见。出现室性心律失常者,其室早或室速的 QRS 波群多呈左束支传导阻滞,偶有呈右束支传导阻滞者,后者反映左心室受累。病变累及其他部位的患者亦可出现窦性或房性心律失常和窦房或房室传导阻滞。严重者发生心室颤动。心脏不增大亦无症状的患者,运动试验常有诱发室性心动过速的可能。

(三)超声心动图检查

可见右心室扩大或局限性扩张,伴随运动幅度减低,肌小梁排列紊乱;右心室射血分数减低。而左心室功能正常。

(四)心导管检查和选择性心血管造影

多数患者右心房和右心室压在正常范围,少数患者右心室舒张压增高,右心房 α 波压力读数增高。右心室造影见心腔扩大,肌小梁消失,室壁活动减弱或室壁节段性运动异常,甚至呈室壁瘤样突出。

（五）心内膜心肌活体组织检查

可见心肌组织变性坏死、纤维化、脂肪浸润和单核细胞浸润等，该项检查对心脏不增大、无明显症状或仅有室性心动过速发作的患者，诊断价值更大。

五、诊断和鉴别诊断

主要依据右心室扩大，发生右心衰竭或晕厥、有室性期前收缩动或室性心动过速、右胸导联心电图 T 波倒置、室速发作时心电图 QRS 波群呈左束支传导阻滞型、超声心动图、放射性核素或选择性心血管造影检查示右心室扩大、右心室收缩力减弱或节段性运动异常、左心室功能正常，心内膜心肌活检有助于进一步确诊。凡有不明原因的晕厥或阵发性心动过速患者，宜考虑本病可能，并做进一步检查以确诊。鉴别诊断要注意排除冠状动脉粥样硬化性心脏病和其他类型的心肌病和右心室明显受累的疾病，尤其是三尖瓣病变等。

六、治疗

在心功能代偿期中，宜避免劳累和呼吸道感染以预防发生心力衰竭。有室性心律失常的患者，宜避免剧烈的运动、焦虑或过度兴奋，因为这些情况可导致血中儿茶酚胺浓度的增高而诱发室性心动过速。对有频发的室性期前收缩者应予抗心律失常药物治疗。β受体阻滞剂及胺碘酮的有效率各为 33％，如联合使用两种药，有效率可达 83％。通过心脏电生理检查诱发室性心律失常来选择药物，疗效会更好。药物治疗无效时，通过电生理检查确定室性心律失常的起源部位，可施行手术切除或分离病灶，亦可用直流电击、射频波或激光消蚀。发生心室颤动时应立即进行电除颤和其他心肺复苏的措施。

第二节　未定型心肌病

未定型心肌病（unclassified cardiomyopathy，UCM）是指不适合归类于扩张型心肌病、肥厚型心肌病、限制型心肌病和右心室心肌病等类型的心肌病，如弹性纤维增生症、非致密性心肌病、线粒体受累等。

一、心室肌致密化不全

心室肌致密化不全（noncompaction of ventricular myocardium，NVM）是一

种先天性心室肌发育不全性心肌病,主要特征为左心室和/或右心室,腔内存在大量粗大突起的肌小梁及深陷隐窝,常伴或不伴有心功能不全、心律失常及血栓栓塞。1984 年德国的 Engberding 等通过心血管造影和二维超声检查首次发现一成年女性患者左心室肌发育异常,心肌肌束间如海绵状的血液窦状隙持续存在;1985 年德国的 Goebel 等提出此类患者病变可能为一种新型疾病,从而引起人们关注。随着类似病例的不断发现,研究者们曾一度将此病称为"海绵样心肌病",直至 1990 年美国的 Chin 等将其正式命名为"心室肌致密化不全"。我国于 2000 年首次报道,其后 3 年陆续发现 30 余例,近 2 年有增多趋势。

(一)病因

NVM 病因迄今不明,儿童病例多呈家族性。近年基因学研究认为,它可能与 Xq28 染色体上的 G415 基因突变有关,另有报道基因 RKBP12、11p15、LMNA 等也可能与本病相关。通常在胚胎早期,心肌为由心肌纤维形成的肌小梁和深陷的小梁间隙(即隐窝)交织成的"海绵"样网状结构,其中小梁间隙与心室腔相通,血液通过此通道供应心肌。胚胎发育 4～6 周后,心肌逐渐致密化,大部分隐窝压缩成毛细血管,形成冠状动脉微循环系统。心肌致密化过程是从心外膜向心内膜、从基底部向心尖部进行的,在此过程中,若某区域心肌致密化停止,将造成相应区域的致密化心肌减少,而由多个粗大的肌小梁取代,导致心肌供血失常,影响心肌收缩功能;而粗大的肌小梁又可使心室壁顺应性下降、舒张功能障碍。另外,心肌结构的变异、血流的紊乱易致心律失常和附壁血栓形成,甚至发生猝死。

(二)病理

病理学特征为心室腔内有大量粗大突起的肌小梁和与心室腔交通的深陷隐窝,组织学表现为隐窝表面覆以内皮细胞并与心外膜相延续。随着病程进展,心脏逐渐扩大,类似于 DCM,发展到此阶段仍然可见扩大的心室腔内有大量粗大突起肌小梁和与心室腔交通深陷的隐窝,在心脏超声检查中应当注意这种病变的识别。

(三)临床表现

本病起病隐匿,有些患者出生即发病,有些直至中年时才出现症状,也有终身无症状者。病程的进展由非致密化心肌范围和慢性缺血程度决定,临床表现为进行性收缩和/或舒张功能障碍、各种类型的心律失常(以快速室性心律失常多见)和系统性血栓栓塞,少数患儿病例可伴有面部畸形,前额突出、低位耳和高颚弓等。

(四)诊断

由于其临床表现无特异性,冠状动脉造影显示正常,X线和心电图检查很难将其与 DCM 鉴别,而超声心动图则可显示本病心室肌的异常结构特征与功能。

2001 年 Jenni 等总结提出以下超声心动图诊断标准:①心室壁异常增厚并呈现两层结构,即薄且致密的心外膜层和厚而非致密的心内膜层,后者由粗大突起的肌小梁和小梁间的隐窝构成,且隐窝与左心室腔交通而具有连续性。成人非致密化的心内膜层最大厚度/致密化的心外膜层厚度>0.2,幼儿则>1.4(心脏收缩末期胸骨旁短轴)。②主要受累心室肌(>80%)为心尖部、心室下壁和侧壁。③小梁间的深陷隐窝充满直接来自左心室腔的血液(彩色多普勒显示),但不与冠状动脉循环交通。④排除其他先天性或获得性心脏病的存在。

少数 DCM 患者和正常心脏心室腔内也可能存在粗大的肌小梁(通常不超过 3 个),此时若无高质量的超声心动图识别,可通过磁共振成像提供更清晰的形态结构和更高的空间分辨率,心血管造影也可明确诊断。此外,这些影像学检查还可有助本病与肥厚型心肌病、心律失常型心肌病、心脏肿瘤和心室附壁血栓的鉴别。

NVM 在成年人多因心力衰竭就诊时,超声心动图检查表现为左心室扩大,薄且致密的心外膜层和厚而非致密的心内膜层,后者由粗大突起的肌小梁和小梁间的隐窝构成,隐窝与左心室腔交通具有连续性,主要累及心尖部、心室下壁和侧壁,小梁间的深陷隐窝充满直接来自左心室腔的血液。在诊断扩张型心肌病时应当注意病因诊断与鉴别诊断。

(五)治疗与预后

目前尚无有效治疗方法。目前主要针对心力衰竭、各种心律失常和血栓栓塞等各种并发症治疗。药物可选用 β 受体阻滞剂和血管紧张素转化酶抑制药等抗心力衰竭;同时可使用辅酶 Q_{10} 和 B 族维生素等改善心肌能量代谢;应用阿司匹林或华法林行抗栓治疗;必要时安置 ICD 控制恶性室性心律失常。Oechslin 等对 34 例有症状成人 NVM 患者随访(44±39)个月,18 例(53%)因心力衰竭住院,12 例(35%)死亡(心力衰竭死亡和猝死各 6 例),14 例(41%)出现室性心律失常,8 例(24%)发生血栓栓塞事件,提示本病预后不良。关注超声心动图对 NVM 特征性病变的识别,提高本病早期诊断水平,有助于延缓患者寿命。由于本病为心室肌发育不良,心脏移植是终末阶段的主要治疗方法。

二、线粒体病累及心脏

线粒体病是指编码线粒体基因出现致病突变或与线粒体疾病相关的核DNA损害,导致 ATP 电子传递链酶的缺陷,ATP 产生障碍,线粒体的形态发生改变而出现的一组多系统疾病。该疾病主要累及神经肌肉系统,心肌组织也是最易受累的组织之一。患者在心脏表现为心肌病,包括肥厚型心肌病、扩张型心肌病及左心室致密化不全。廖玉华曾收治一例 16 岁男性线粒体病患者,主要表现为显著的 LVH、心肌酶水平持续升高、静息及运动时乳酸及丙酮酸水平增高,乳酸与丙酮酸比值>20,肌肉与心肌活检显示心肌纤维间大量异型的线粒体堆积,见图 3-1。

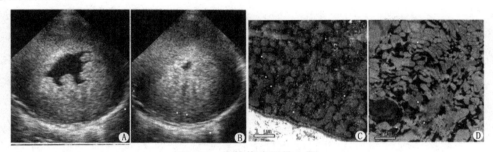

图 3-1 线粒体病累及心肌

二维超声心动图切面:A.左心室大小无明显增大,左心室后壁 3.4 cm,侧壁 3.2 cm;B.左心室在收缩末期几乎闭塞,内径 1.2 cm。透射电镜:C.股四头肌活检,骨骼肌肌膜下肌原纤维间大量异型线粒体堆积,糖原含量增多;D.心内膜心肌活检,心肌细胞肌纤维排列紊乱粗细不等,肌原纤维间亦可见大量异型线粒体堆积,糖原含量增多

第三节 围生期心肌病

围生期心肌病是指在妊娠末期或产后 5 个月内,首次发生以累及心肌为主的一种心脏病,以往曾称产后心脏病。其临床表现为呼吸困难、血痰、肝大、水肿等心力衰竭症状,类似于扩张型心肌病。

一、病因及危险因素

(一)围生期心肌病的危险因素

围生期心肌病多见于 30 岁以上孕妇,并且以多产妇发病率为高。最初认为,营养不良与本病的发生有关,但是在许多营养良好的妇女中也发生围生期心肌病。双胞胎妊娠妇女发生围生期心肌病的危险性更高(7%～10%),其他危险因素包括妊娠中毒症、产后高血压、母亲有可卡因恶习、病毒感染或硒缺乏。

(二)围生期心肌病的病因

围生期心肌病作为一个独特病种,资料主要来源于流行病学,病因尚不明确,其发病因素可能是多方面的。本病发生在妊娠分娩期前后的年轻妇女,然而,在年轻妇女中,特发性扩张型心肌病罕见。目前,多数学者认为,本病心肌病变可能为病毒感染。O'Connell以心肌活检诊断心肌炎将本病与特发性扩张型心肌病比较,发现围生期心肌病心肌炎的发生率(29%)比特发性扩张型心肌病(9%)更高。最近,Rizeq报道本病与特发性扩张型心肌病比较,围生期心肌病患者心肌炎发生率很低(8.8%)。在病毒与围生期心肌病关系的研究中,Cenac用补体结合试验检测38例围生期心肌病患者血中肠病毒,并设置同等条件的对照组,结果两组柯萨奇病毒和埃柯病毒检出率没有差别。

目前,心肌炎与围生期心肌病发病学的关系还不能确立,尚需进一步研究。有人试图用免疫学机制来解释围生期心肌病的病因,但目前尚缺乏母亲或胎儿免疫应答的证据。Cenac报道一组尼日尔围生期心肌病患者没有自身体液免疫的证据。有关围生期心肌病免疫学亦有待继续研究。

二、病理

围生期心肌病患者的心脏扩大,心肌呈苍白色,常见心室腔附壁血栓,心脏没有明显结构损坏,心内膜增厚和心包积液不常见。显微镜检查心肌纤维肥大,肌纤维变性,纤维化,心肌间质水肿,偶见淋巴细胞浸润。

三、临床表现

围生期心肌病78%起病发生于产后0～4个月,9%发生在产前1个月,其他时间起病约13%。围生期心肌病的症状:劳力性呼吸困难,端坐呼吸、夜间阵发性呼吸困难,疲劳,心悸,咳嗽、咯血,胸痛,腹痛。

体征:颈静脉充盈,心脏增大,病理性第三心音,P_2亢进,二尖瓣、三尖瓣反流性杂音、肺部啰音、水肿、腹水、心律失常、栓塞、肝大。

四、辅助检查

(一)心电图

大多数患者表现为窦性心动过速,极少数表现为心房颤动,肢体导联低电压,左心室肥厚。常有非特异性 ST-T 波改变,偶见前间壁 Q 波,PR 间期和 QRS 时限延长,束支阻滞。

(二)X 线胸片

心脏扩大和双侧少量胸腔积液。

(三)超声心动图

左心室扩大和左心室收缩功能损害,室壁局部收缩增厚不均匀,二尖瓣反流,左心房扩大,少量心包积液。

(四)心内膜心肌活检

有助于排除心肌感染性病因。

(五)血清学检查

可行细菌培养和病毒培养,柯萨奇 B 病毒抗体测定。

五、诊断与鉴别诊断

妊娠末期或产后 5 个月内,首次发生以累及心肌为主的心脏病,其临床表现为呼吸困难、血痰、肝大、水肿等心力衰竭症状,可以诊断围生期心肌病。围生期心肌病与扩张型心肌病的鉴别,围生期心肌病的临床表现与扩张型心肌病一样,主要表现为充血性心力衰竭,但栓塞现象较常见。心电图、超声心动图和X 线胸片检查均为非特异性变化,对两种疾病的鉴别诊断没有意义。血清抗心肌自身抗体检查对扩张型心肌病诊断有重要价值,也有助于与围生期心肌病鉴别。肠病毒 RNA 在扩张型心肌病心肌检出率为30％～49％,CVB-IgM 在 7％～33％扩张型心肌病患者血清中持续存在。心内膜心肌病原学检查、血清病原学和免疫学检查对围生期心肌病与扩张型心肌病的诊断与鉴别诊断价值还需要进一步研究。

六、治疗

本病的治疗与其他心脏病引起的充血性心力衰竭相似,主要是应用地高辛、利尿药、限制钠盐和减轻后负荷。地高辛的作用是增加心室肌收缩和减慢心房颤动的心室率,通过胎盘屏障治疗子宫内胎儿过速性心律失常,还可以通过乳汁分泌,但婴儿摄入剂量非常小,对婴儿没有不良影响。由于围生期心肌病患者对地高辛特别敏感,宜小剂量使用。利尿药应用是心力衰竭治疗的基础,可以缓解呼吸困难症状。血管扩张药治疗减轻后负荷,降低左心室舒张末压,增加心排血量。血管紧张素转换酶抑制药(ACEI)可以延长非妊娠心力衰竭患者的生命。然而,卡托普利与动物和人类产期病死率增加有关,故不宜应用。ACEI 通过乳汁分泌,对新生儿较安全。最近资料认为,ACEI 对胎儿有危险。

围生期心肌病栓塞发生率为 53%,妊娠晚期凝血因子 Ⅱ、Ⅶ、Ⅷ 和纤维蛋白原浓度增加,血小板黏附性增加,这种高凝状态可以持续到产后 4～6 周。产期患者可以短期选用肝素抗凝治疗。卧床休息易导致静脉血栓形成,最近不主张围生期心肌病患者长期卧床,应进行适当的主动或被动的肢体活动。

心脏移植已在围生期心肌病患者中成功地进行,对难治性围生期心肌病是一线生机。

七、预后

围生期心肌病可因心力衰竭进行性恶化而死亡,亦可因肺栓塞或室性心律失常而猝死。多数围生期心肌病患者经过临床治疗得以恢复,心脏大小可恢复正常;少数患者遗留心脏扩大,可在数年内死于心力衰竭或猝死。

心 包 病

第一节 急性心包炎和慢性心包炎

心包炎按病程可分为急性心包炎和慢性心包炎。

急性心包炎是指心包的脏层和壁层的急性炎症。常见的原因是非特异性炎症、细菌病毒感染、自身免疫系统疾病、肿瘤、代谢性疾病、物理性损伤和邻近器官的病变等。急性心包炎可能是单独疾病,也可能是全身性疾病的局部反应或并发症。近年来随着心血管介入诊疗的广泛开展,心脏/血管穿孔或破裂所导致的急性心包炎及心脏压塞也并不少见,如心房颤动的导管消融治疗,其伴发心包积液/积血的发生率可高达5%。

慢性心包炎是由急性心包炎迁延不愈或反复发作,造成心包的慢性炎症性损伤。部分患者并无明显的急性心包炎病史。发展中国家最常见的病因是结核感染。

一、病因

(一)特发性

特发性又称急性非特异性,病因不明。

(二)感染

1.病毒

埃可病毒、柯萨基病毒、腺病毒、巨细胞病毒、乙型肝炎病毒、传染性单核细胞增多症病毒、人类免疫缺陷病毒等。

2.细菌

葡萄球菌、链球菌、肺炎球菌、支原体、莱姆病、嗜血杆菌、脑膜炎奈瑟菌等。

3.分枝杆菌属

结核分枝杆菌、胞内鸟型分枝杆菌。

4.真菌

组织胞质菌病、球孢子菌病、曲球菌、假丝酵母菌等。

(三)系统性炎性疾病

1.结缔组织病

系统性红斑狼疮、类风湿关节炎、硬皮病、混合型结缔组织病。

2.动脉炎

多发性结节性动脉炎。

3.肉芽肿性疾病

结节病等。

4.自体炎症性疾病

地中海热、肿瘤坏死因子受体-1相关的周期性综合征。

(四)邻近器官的病变

慢性心力衰竭、心肌梗死后心包炎、肺动脉高压、心脏外伤后综合征、心包外伤、主动脉夹层等。

(五)肿瘤

1.原发性

间皮瘤、纤维肉瘤、脂肪瘤等。

2.继发性

乳腺癌、肺癌、淋巴瘤、卡波西肉瘤。

(六)药物/毒素

普鲁卡因胺、肼苯达嗪、异烟肼、利血平、甲基多巴、盘尼西林、左旋色氨酸、色甘酸钠、米诺地尔、胺碘酮、环孢霉素、多柔比星、血液制品和抗血清、蝎毒素、云母、石棉、硅胶和四环素等。

(七)其他

胆固醇性心包炎,乳糜性心包炎和淀粉样变性等。

二、正常心包的解剖和生理

心包膜腔由内外两层组成。心包内层为脏层心包,又称心外膜,由一层间皮细胞构成,紧密附着于心脏表面。心包外层为壁层心包,包绕心脏的绝大部分,约 2 mm 厚,主要由非细胞成分-胶原和弹力纤维构成。胶原是外层心包的主要成分,呈波浪状的胶原束分布,因此能承受一定限度的延展力。心包内外层构成一个封闭的腔,即心包膜腔,正常情况下心包腔内含有不超过 50 mL 的润滑液。

尽管心包并非维持生命的必须器官,外科切除心包或先天性心包缺损也未见到明显的临床后果。但是,心包依然存在很多重要的生理作用,如它可以保持心脏的位置相对稳定,限制心腔的过度舒张,易化心房和心室之间的相互作用和机械偶联,维持心腔的压力-容积关系和心脏输出,平衡重力、惯性和静水力的影响。心包膜本身也是感染的机械屏障,心包液可以在心脏壁层之间起到润滑作用等。心包上分布的机械感受器和化学感受器接受神经支配,而且心包上有膈神经的传入神经。这些感受器可能参与心包和/或心肌外层的神经反射以及心包的痛觉传导。心包还能分泌前列腺素和相关物质来调节神经传递,并能作用于冠状动脉的受体调节其张力。

三、病理

早期急性心包炎的病理改变为干性心包炎,无明显心包积液,主要为纤维蛋白渗出。心包积液时由于伴血细胞、血浆成分渗出,其颜色也由无色透明而变为浑浊、黄色、褐色,甚至血性积液。渗出的纤维蛋白在后期可形成粘连、增厚及局部形成瘢痕。心外膜心肌存在不同程度的炎性改变,炎症也可累及纵隔和胸膜。

慢性心包炎根据病例特点分为慢性粘连性心包炎、慢性渗出性心包炎和缩窄性心包炎。大多数慢性心包炎只有轻微瘢痕和局部、疏松的心包粘连,一般心包无明显增厚,也不影响心功能。个别发展为缩窄性心包炎,心包壁形成坚厚的瘢痕组织,心包的弹性丧失,严重影响心脏功能。

四、病理生理机制

心包腔内的压力和心脏对此压力的代偿能力是心包炎引起的心包积液影响血流动力学后果的决定因素。心包腔内的压力受到积液量和心包的压力-容积关系影响,而心包的储备容积很少,因此积液出现快,即便量不大,也能严重影响心脏功能,导致心脏压塞和急性循环衰竭;而在慢性心包炎由于心包的代偿缓慢积累的大量心包积液,而心包腔压力比没有明显升高,不出现心脏压塞。

正常情况下右侧心脏充盈压低于左侧,因此心包积液时右侧充盈压的上升较左侧迅速。心包积液进一步聚集,左心房、右心房和心室舒张末压上升,严重的心脏压塞时这些压力与心包腔内压力接近,典型的为 $2.0 \sim 2.7$ kPa($15 \sim 20$ mmHg),在吸气时压力最接近,这时心包腔内压指示着心腔内压,心腔的跨壁充盈压非常低,相应地心脏容积进行性减低。

大量心包积液或填塞时,除了心排血量下降,另一个特征性改变是奇脉或反常脉,表现为吸气时脉搏减弱和动脉血压的异常下降,通常收缩压下降 >1.3 kPa(10 mmHg)。吸气时体循环静脉回流增加,右心系统充盈量增加,但由于大量心包积液或填塞时心腔总容积固定,室间隔向左移位,因而导致左心容量明显减少,左心室搏出量减少,最终动脉压下降。

五、临床表现

(一)症状

1.心前区疼痛

心前区疼痛是急性心包炎早期的主要症状,多在呼吸运动、咳嗽和体位变化时出现,疼痛可呈尖锐性或压榨样,并可向颈部、左肩壁部及肩胛区放射。心包积液出现后疼痛消失。

2.气短和呼吸困难

取决于心包积液的量和增长的速度。慢性心包炎心包积液患者,尽管有大量积液,呼吸困难症状可能不明显;而介入治疗并发症引起的心包出血,即使心包积血量不大,但可能因出现速度快而有明显的气短或呼吸困难,甚至发生晕厥。

3.急性循环衰竭

心脏压塞导致出现意识丧失、血压下降、脉压变小、心动过速等症状。

4.其他

大量心包积液可压迫气管、食管出现干咳、声音嘶哑及吞咽困难症状。亦可有发热、食欲缺乏、疲乏、烦躁等症状。

(二)体征

视心包积液量和出现或增长的速度不同,体征也有差别。

(1)与原发病相关的体征,一些患者可能有发热、贫血貌等。

(2)在纤维蛋白性心包炎时,可听到心包摩擦音,是由于心包炎时脏壁两层心包表面变得粗糙,随心脏搏动互相摩擦而产生振动形成。在心前区,以胸骨左缘第 3、4 肋间明显,呈粗糙的抓刮样的额外心音,声音呈三相,即心房收缩相、心室收缩相和心室舒张相,与心脏搏动一致,与呼吸无关,坐位前倾时更明显,在心包积液出现后消失。

(3)大量心包积液早期出现反射性心率增快,心排血量降低导致血压下降。

（4）体循环淤血特征，颈静脉明显充盈或怒张，后期可见肝脏肿大、肝-颈静脉回流征阳性、下肢水肿和腹水体征。

（5）大量心包积液压迫左肺受，局部支气管引流不畅导致左肺下叶不张，在左肩胛区叩诊呈浊音及局部可闻及支气管呼吸音，称心包积液征。

（6）心脏压塞时出现典型的贝克氏三联症心音遥远、动脉压下降或奇脉、颈静脉曲张。

六、实验室和辅助检查

（一）实验室检查

1.血常规检查

多于原发病有关，感染性心包炎时白细胞计数升高，淋巴细胞增多。

2.肌酸激酶同工酶和肌钙蛋白

一般情况下，急性心包炎时血中肌酸激酶同工酶和肌钙蛋白有轻度升高，提示炎症反应损伤心外膜浅表心肌组织。如出现肌酸激酶同工酶和肌钙蛋白升高明显，要注意有无合并心肌炎或急性心包炎继发于急性心肌梗死。

（二）X 线检查

X 线对纤维蛋白性心包炎诊断价值有限。渗出性心包炎（即心包积液）有一定的临床意义。少量心包积液（成人＜250 mL，儿童＜150 mL）难以观察到，中至大量积液见心影向两侧扩大，呈"烧瓶"样或球形，左右心缘的弧度消失，上腔静脉增宽（图 4-1）。

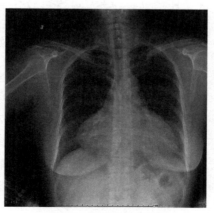

图 4-1　心包积液 X 线

（三）心电图

心电图是诊断急性心包炎最重要的辅助检查手段，尤其在早期，心脏超声和

X线没有明显改变时。典型表现是广泛的 ST 段抬高(除 aVR 外),多为弓背向下型,与急性心肌梗死的 ST 段弓背向上抬高变化不同。心电图的改变主要是因为心外膜心肌的炎性损伤。PR 段压低也是急性心包炎的重要心电图改变。急性心包炎的心电图也有动态改变,通常分 4 个阶段。阶段Ⅰ:前壁和下壁 ST 段弓背向下抬高,PR 段朝 P 波的反方向偏离(图 4-2);阶段Ⅱ早期:ST 段回到基线水平,PR 段仍偏离;阶段Ⅱ晚期:T 波逐渐变平、倒置;阶段Ⅲ:广泛 T 波倒置;阶段Ⅳ:心电图变化恢复正常。

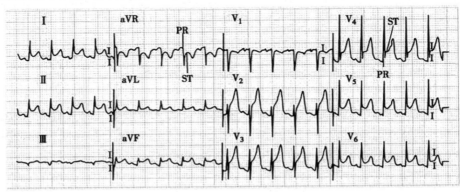

图 4-2　急性心包炎时心电图

显示除 aVR、V1 外,广泛的 ST 段弓背向下型抬高

(四)超声心动图

心脏周围心包腔内可见环形无回声区,液体量较多时,无回声区范围较大。心包积液的半定量诊断如下。

1.少量心包积液

指心包腔内液体为 50~100 mL。一般情况下,少量心包积液首先表现于后房室沟,再沿较低部位,如心脏后、下壁分布,并不扩展到心尖部、前部和侧部。

2.中等量心包积液

指心包内液体在 100~500 mL。中等量的心包积液的分布更为均匀,在心脏的前部、心尖部、侧部均可发现。此外,心脏的后部和下部的积液在少量的基础上又有所增加,甚至扩展至心包斜窦。

3.大量心包积液

指心包积液量达 500 mL 以上。心脏的周围均有较宽的无回声区,心脏前方应有 8 mm 以上,悬吊在大血管下的心脏可在液体内自由摆动,即收缩期向前,舒张期向后,称为摇摆心脏,这是大量心包积液的特征表现。

除此之外,超声心动图还可以明确心脏压迫征象,表现为心脏活动受限,右心舒张期塌陷,右心室及右心室流出道较正常范围减小。同时各瓣膜开放幅度较低,二尖瓣舒张早期速度增快,舒张晚期速度减慢。二尖瓣口血流频谱出现明显"限制性充盈不良"征象,即舒张早期峰值流速 E 峰较高,舒张晚期峰值流速 A 峰降低,E/A 比值明显增大。由于右心房、右心室受压后右心房压增高,下腔静脉回流受阻,管腔扩大且不随呼吸而发生改变。由于右心室舒张压极度增高,超过肺动脉压,致使肺动脉瓣提前于舒张期开放。此外,多普勒超声可测得右心房、右心室、肺动脉和左心室内压,由于心脏舒张受限,因而上述部位的舒张压均明显增高。

(五)CT 和 MRI 检查

1.CT 表现

纤维蛋白性心包炎或极少量心包积液表现为心包增厚(>2 mm)。较多量心包积液表现为左心室后外侧、右心右前方弧形液体密度,CT 值>25 Hu。

2.MRI 表现

心包增厚,由于心脏搏动,积液流动可引起信号不均匀。延迟增强成像可见心包明显强化。

(六)心包穿刺或活检检查

心包穿刺或引流液的检查:通过积液的常规检查、涂片镜检或加特殊染色、细菌或微生物培养、病毒抗体测定和病理检查,可初步判断心包积液的性质,对急性心包炎原因确定有帮助。如为出血所致,镜检可见满视野红细胞。心包活检可以见到相关的特异性病理改变。

(七)纤维心包镜检查

纤维心包镜检查通常在严格无菌条件的手术室或心导管室内进行。在剑突下小切口切开皮肤,逐层分离皮下组织,沿腹横肌筋膜浅面向后斜上方钝性剥离,直到膈肌与心包结合处,暴露出心包。至心包,切开心包,将纤维心包镜送入心包腔内大约 10 cm,依次检查心包腔的前侧、左侧、右侧和下侧壁,可以清晰地看到心包腔内的病变。在清晰的观察下,钳取心包壁层病变部位,做病理检查。可以置管引流,引流液明显减少后 2 天可拔除引流管。

通过纤维心包镜可以直视异常心包组织并获得病变组织,进行活检和病理检查,对明确诊断及指导治疗有重要的临床价值。纤维心包镜检查的活检阳性率要好于心包穿刺和外科心包开窗检查。对于临床上其他手段无法确立诊断的患者,尤其有意义。纤维心包镜检查还可以对化脓性心包炎进行冲洗给药,引流也更充分。并发症较少,主要为心血管迷走反射。

七、诊断与鉴别诊断

(一)诊断

急性心包炎根据胸痛病史,心电图的特征性改变和心包摩擦音即可做出诊断。超声心动图、胸部 CT 和/或 MRI 可进一步明确。心包穿刺检查、纤维心包镜检查对病因诊断有帮助。

慢性心包炎多有急性心包炎病史,如无缩窄或大量心包积液,可无明显症状和体征。超声心动图、胸部 CT 和/或 MRI 可以明确诊断。病因不清时心包活检有助于诊断。

(二)鉴别诊断

(1)急性心包炎可引起胸痛,需要与缺血性胸痛、胸膜炎、肋间神经炎、主动脉夹层进行鉴别。①心绞痛:常伴高血压、糖尿病和血脂异常等危险因素,胸痛发作与体力活动、情绪激动、饱食或寒冷等诱因相关,胸痛为胸骨后或心前区压榨样、憋闷样,持续 1 分钟至数分钟,不稳定型心绞痛持续时间更长。多在休息后缓解或含服硝酸甘油后缓解。发作时心电图有相应缺血部位的 ST-T 改变,缓解后消失。运动平板试验、动态心电图、心肌核素灌注显像、超声心动图可资鉴别。②急性心肌梗死:疼痛性质和心绞痛相似,但程度更重,伴濒死感。持续时间更长,休息和含服硝酸甘油后不缓解。心电图有特征性改变和动态演变,心肌酶和心肌肌钙蛋白明显升高且有动态演变。心电图、心肌损害标志物、超声心动图可资鉴别。③胸膜炎:疼痛多位于胸廓下侧部,多为刺痛或撕裂样疼痛,呼吸动作可加重,有时伴发热。可闻及胸膜摩擦音。心电图、胸部 X 线、超声心动图对鉴别诊断有帮助。④肋间神经炎:以脊柱、腋中线和胸骨旁多见,为持续性刺疼或烧灼样疼痛。疼痛可呈放射性沿着肋间神经分布,局部有压痛。一般心电图和超声心动图无变化。⑤主动脉夹层:剧烈胸背部疼痛,呈刀割样、撕裂样疼痛,患者往往难以忍受。常伴高血压、突发的主动脉瓣关闭不全甚至急性心肌梗死、双侧肢体脉搏不等及其他动脉压迫和神经压迫症状和体征。超声心动图、主动脉 CTA/MRI 有助于鉴别诊断。

(2)大量心包积液可引起呼吸困难,需要与哮喘、肺气肿、介入操作引起的气胸等进行鉴别。

(3)急性心脏压塞引起急性循环衰竭,需要肺栓塞、主动脉夹层、急性心力衰竭等鉴别。

八、治疗

（一）内科治疗和介入治疗

急性心包炎大多数需要住院观察和治疗,以明确病因,观察有无心脏压塞并开始进行抗感染治疗和对症治疗。

非甾体抗炎药是主要的治疗手段。布洛芬因治疗剂量窗口宽,对冠脉血流无不良影响,很少有不良反应,因此常作为首选药物。一般根据严重程度和药物反应,初始剂量为 300~800 mg,每 6~8 小时 1 次,持续用药数天至数周,直到心包积液消失。阿司匹林和吲哚美辛等亦可考虑使用。同时应给予胃肠道保护剂,防止消化道出血。秋水仙碱单药治疗或加用一种非甾体抗炎药治疗对急性心包炎有良好的治疗效果,并对预防复发有作用。系统的糖皮质激素治疗仅限于结缔组织病、自体反应性疾病的治疗。尿毒症性心包炎、肿瘤引起的心包炎等应针对病因治疗。恢复期的患者应观察复发情况和是否发生了限制性心包炎。

心包穿刺术用于出现心脏压塞、高度怀疑为化脓性心包炎或经过 1 周以上药物治疗仍存在大量心包积液并有明显症状者。

（二）外科治疗

如化脓性心包炎患者经内科治疗效果不佳时,应及早施行心包切开引流术。

第二节　缩窄性心包炎

一、病因

缩窄性心包炎常见的病因主要包括特发性、辐射损伤、外科手术后、感染性、肿瘤累及、自身免疫紊乱或结缔组织病、尿毒症、创伤、肉瘤、接受美西麦角治疗和植入式除颤电极片等。缩窄性心包炎大多发病隐匿,通常出现明显临床症状时,已发展至终末阶段,很难确定其病因。在获得有效的治疗之前,结核是发展中国家最常见的病因,目前仍然是主要的致病原因。在欧洲和美国,病因则以特发性、外科手术后和非特异性病毒感染最多见。心包缩窄在初始损害后几个月开始出现,通常需要几年的发展。一些患者心包缩窄发展较快而且呈现可逆性,最常见的是心脏外科手术后。

二、病理

缩窄性心包炎比较少见,发生发展过程隐匿,是心包慢性炎症的终末阶段。慢性心包炎症引起心包纤维化,常伴有心包钙化,导致心包脏壁层粘连融合,伸展性、顺应性明显下降。发展中国家最常见的结核性心包炎一般有 4 个病理发展阶段:①肉芽肿形成伴有含大量结核分枝杆菌的纤维性渗出;②血性浆液以淋巴细胞为主,含少量蛋白和结核分枝杆菌;③干酪性肉芽肿伴早期心包限制,包括纤维化合心包增厚;④心包完全受限,瘢痕和钙化形成。

三、病理生理机制

缩窄性心包炎显著影响心脏的充盈,导致心脏各腔室的充盈压升高且均衡,体循环和肺循环的压力也明显增加。心房压明显升高和因收缩末期容积减小引起的早期心室舒张的抽吸作用加强,因此在舒张早期,心室充盈异常增快。在舒张期的早期到中期,因为僵硬的心包使心腔内容积很快达到限定值,导致心室充盈被突然中止,因此,几乎所有的心室充盈都仅发生在舒张早期。

体循环静脉淤血引起肝脏淤血、外周性水肿、腹水、胸腔积液,甚至全身水肿和心源性肝硬化。

心排血量减少导致疲乏、骨骼肌萎缩无力、体重减少。

理论上缩窄性心包炎,心脏收缩功能正常,但因前负荷减少仍然会引起射血分数下降。心肌偶尔会被慢性炎症和纤维化影响导致出现真正的收缩功能不全,有时表现相当严重,与心包切除术后治疗效果不佳有关。

胸内呼吸压力变化向心腔的传递失败也是缩窄性心包炎的重要病理生理特征。这种压力变化持续传递给肺循环,吸气时,胸膜腔内压和肺静脉压力的下降不能传递到左侧心腔。因此,正常情况下肺静脉到左心房的压力阶差驱动左心充盈的作用减弱,导致二尖瓣血流减少。吸气时左心室充盈减少,右心室充盈增加,引起室间隔向左侧移位。呼气时作用相反。

四、临床表现

(一)症状

缩窄性心包炎的主要症状为腹胀、下肢水肿,这与静脉压增高有关,呼吸困难或端坐呼吸是由于腹水或胸腔积液压迫所致。此外患者常诉疲乏、食欲缺乏、上腹部饱胀等。

（二）体征

（1）血压低、脉搏快，1/3 出现奇脉，30％患者合并心房颤动。

（2）静脉压明显升高，即使利尿后静脉压仍保持较高水平。颈静脉曲张，吸气时更明显，扩张的颈静脉舒张早期突然塌陷。吸气时更明显和扩张的颈静脉舒张早期突然塌陷均属非特异性体征，心脏压塞和任何原因的严重右心衰竭，皆可见到。

（3）心脏视诊见收缩期心尖回缩，舒张早期心尖冲动。触诊有舒张期搏动撞击感。叩诊心浊音界正常或扩大。胸骨左缘 3～4 肋间听到心包叩击音，无杂音。

（4）其他体征：如黄疸、肺底湿啰音、肝大、腹水比下肢水肿更明显，与肝硬化相似。

五、辅助检查

（一）实验室检查

常规进行全血细胞分析和计数，血生化检查，以明确有无贫血及程度、血浆蛋白、肝肾功能、使用利尿剂有无离子紊乱等状况。常规进行尿、粪检查。尿常规和肾功能指标有助于尿毒症的排除。进行甲状腺功能检查，排除慢性甲状腺功能减退。动脉血气分析对低氧血症、慢性肺心病和肺栓塞的诊断和排除有帮助。D-二聚体有助于肺栓塞的诊断和排除。

（二）X 线检查

心影可正常或轻-中度增大。心影边缘不规则、僵硬，左、右心缘各弧度消失，心影呈三角形或怪异形。部分患者可见心包呈蛋壳状、弧线状、带状钙化。上腔静脉增宽。如果左侧尤其左房室沟病变明显时可以出现肺淤血的表现。

（三）心电图

没有特异性改变。可能正常或存在低电压，通常表现为 T 波地平或倒置。部分患者伴有左心房电活动异常，心房颤动，房室传导阻滞，室内传导阻滞或类似心肌梗死图形。

（四）超声心动图

超声心动图可见心包增厚，各切面均可显示心包脏层和壁层增厚，回声增强。心包钙化时可见心包明显增强的光带。缩窄的心包可使心脏外形变形，如缩窄部位位于房室环处则于四腔切面显示心脏形态酷似"葫芦状"。左、右心房增大,心室内径正常或稍小。左心室长轴切面上因左心房增大,测量左心房与左心室后壁连接处心包表面形成的夹角<150°。左心室壁舒张中晚期运动受限,呈平直状,或向后运动消失。室间隔运动异常,舒张期出现异常后向运动。下腔静脉、肝静脉扩张,剑突下长轴切面显示下腔静脉内径增宽,肝静脉内径亦增宽。二尖瓣舒张期血流频谱 E 峰呼气时增高,与吸气时相比增高>25%,减速时间缩短<160 mm。

(五)CT 和 MRI 检查

1.CT 表现

心包弥漫性或局限性不同程度增厚,常以右心室面明显,部分患者可见心包斑点状、弧形、带状钙化。上、下静脉增宽,左、右心房扩大,室间隔变直。

2.MRI 表现

心包不规则增厚,脏壁层分界不清,以右心房室旁多见。电影序列见心室舒张运动减低,室间隔变直,甚至出现室间隔"跳动"征。心房扩大,体静脉扩张。

(六)心导管检查

右心室和/或左心室压力曲线呈现舒张早期下限,舒张中晚期高原波的平方根样改变,左右心室舒张末期压力均等,压力差<0.7 kPa(5 mmHg)。

六、诊断与鉴别诊断

(一)诊断

患者无其他心脏病史,无心脏明显增大,而出现颈静脉曲张、肝脏肿大、腹水和静脉压显著升高等体循环淤血体征,应考虑缩窄性心包炎的诊断。结合既往心包炎发作史、胸部 X 线、心电图、心脏超声检查可明确诊断。极少数隐匿性缩窄性心包炎,无明显症状和体征,需要行右心导管检查、盐水负荷试验进一步明确。MRI 可显示心包壁增厚和纤维化。

(二)鉴别诊断

缩窄性心包炎的症状和体征表现(如呼吸困难、右心衰竭体征、恶病质等),与慢性肺心病、心力衰竭、成人甲状腺功能减退、尿毒症、肝硬化、限制性心肌病等疾病有很多类似之处,需要进行鉴别。

1.慢性肺心病

慢性肺心病多有慢性支气管炎、阻塞性肺病史;吸气时颈静脉下陷或充盈不明显,库斯莫尔征阴性;动脉血气分析多显示低氧血症合并呼吸性酸中毒;心电图显示右心室肥厚;胸部X线片可见肺纹理增粗紊乱,肺气肿、肺动脉高压,可与缩窄性心包炎鉴别。

2.心力衰竭

心力衰竭患者均有原发的器质性心脏病,体循环淤血可出现颈静脉曲张,但库斯莫尔征阴性;查体心脏明显扩大,可与缩窄性心包炎鉴别。

3.成人甲状腺功能减退

血清 TT_4、TT_3、FT_4、FT_3 低于正常值;TSH 因病变位置不同,变化不一:原发性甲减症者 TSH 明显升高;垂体性甲减症者血清 TSH 水平低或正常或高于正常,对 TRH 兴奋试验无反应;下丘脑性甲减症血清 TSH 水平低或正常,对 TRH 兴奋试验反应良好。查体:心率缓慢,黏液性水肿。部分患者颅骨平片示蝶鞍增大。这些表现与缩窄性心包炎不同。

4.尿毒症

多有慢性肾炎、糖尿病肾病史;查体:血压高,贫血明显。尿比重下降或固定,尿蛋白阳性,有不同程度血尿和管型;血生化异常,如血肌酐、血尿素氮明显升高、离子紊乱、酸碱失衡;B超示双肾体积缩小,肾皮质回声增强。这些表现与缩窄性心包炎不同。

5.肝硬化

有慢性肝病史,可有肝炎史、饮酒史、药物史或输血史,常伴反复上消化道出血。查体:无颈静脉曲张和周围静脉压升高现象,无奇脉,有腹壁静脉曲张明显、肝界缩小、肝掌、蜘蛛痣等;食管钡透显示食管静脉曲张;肝功能损害及低蛋白血症、凝血异常。与缩窄性心包炎表现不同。

6.限制型心肌病

限制型心肌病由于心内膜和心肌受浸润、心肌纤维变性或纤维瘢痕化,心肌顺应性丧失引起心室舒张期充盈受限。血流动力学和临床表现与缩窄性心包炎相似,鉴别诊断困难。限制型心肌病一般无活动性心包炎病史,无奇脉,CT/MRI不显示心包增厚,心内膜活检可发现淀粉样变或其他心肌浸润性疾病表现,可资鉴别。两者的超声和血流动力学比较见表4-1。

表 4-1　缩窄性心包炎与限制性心肌病的鉴别要点

	缩窄性心包炎	限制性心肌病
静脉压明显的 y 波下降	有	无
奇脉	1/3 的患者有	无
心包叩击音	有	无

续表

	缩窄性心包炎	限制性心肌病
左右心充盈压均等	是	左侧高于右侧
充盈压＞3.3 kPa(25 mmHg)	罕见	常见
肺动脉收缩压＞8.0 kPa(60 mmHg)	无	常见
平方根样改变	有	不一定
呼吸对左或右侧心腔压力、血流的影响	非常明显	正常
心室壁厚度	正常	通常增厚
心房大小	可能有左心房增大	双房增大
室间隔抖动	有	无
组织多普勒 E'波速度	增加	减慢
心包厚度	增厚	正常

七、治疗

(一)内科治疗

仅个别缩窄性心包炎呈可逆性,如心脏外科手术后出现的短暂的缩窄性心包炎,这些患者在几个月的观察期中往往自发缓解,期间可以给予皮质醇激素进行 1 个疗程的治疗。

绝大多数患者确定诊断后应早期行外科心包切除术。内科治疗仅限于支持治疗、针对并发症和缓解症状的治疗。多数缩窄性心包炎常伴有营养不良、贫血、低蛋白血症、恶病质、水肿、肺水肿及水、电解质和酸碱平衡紊乱、肝肾功能不全等并发症,手术前应积极纠正。有肺结核病史,应明确无活动性结核时再进行手术,术后继续抗结核治疗。限制盐摄入和使用利尿剂治疗对缓解心脏前负荷和减轻水肿有效,但缩窄性心包炎患者后期的利尿作用有限。窦性心动过速是反射性的,因此应避免使用 β 受体阻滞剂和钙通道阻滞剂来控制心率。合并心房颤动伴快速心室率的患者首选地高辛控制心率,但静息状态下心率不要＜70 次/分。

(二)外科治疗

缩窄性心包炎是进展性疾病,一旦确立诊断就应尽早进行完全的心包切除术,否则可能失去手术机会,延误治疗。病程长,因心肌萎缩和纤维变性,也会影响手术获益和患者预后。

一些患者在手术后即获得血流动力学和症状上的缓解,其他患者可能需要几周至几月的时间,症状才会改善。射线损伤所致的缩窄性心包炎、伴肾功能损害、肺动脉收缩压高、左心室射血分数减低、低钠血症和高龄患者的手术长期效果欠佳。

第三节 心 包 积 液

一、急性心包炎所致心包积液

(一)病因

急性心包炎是由心包脏层和壁层急性炎症引起的综合征。临床特征包括胸痛、心包摩擦音和一系列异常心电图变化。急性心包炎临床表现具有隐袭性,极易漏诊。急性心包炎的病因较多,可来自心包本身疾病,也可为全身性疾病的一部分,临床上以结核性、非特异性、肿瘤性者为多见,全身性疾病如系统性红斑狼疮、尿毒症等病变易累及心包引起心包炎。

(二)病理

急性心包炎根据病理变化,可分为纤维蛋白性亦即干性心包炎和渗液性心包炎。后者可为浆液纤维蛋白性、浆液血性、化脓性等不同类型,急性纤维蛋白性心包炎时,心包的壁层和脏层有纤维蛋白、白细胞和少量内皮细胞构成的渗出物,渗出物可局限于一处,或布满整个心脏表面,但渗出物量一般不很大,若其中液体量增加,则转变为浆液纤维蛋白性渗液,其量可增至 2～3 L。其外观通常为黄而清的液体,有时因有白细胞及脱落的内皮细胞而变混浊,若红细胞含量多则呈血色,为浆液血性渗液。渗液性质可随不同的病因而各具特色,结核心包炎,为纤维蛋白性或浆液血性,量较大,存在时间长,可达数月或更久,渗液吸收后心包脏层和壁层可增厚、粘连而形成缩窄性心包炎;化脓性心包炎渗液含有大量多形核白细胞,成为稠厚的脓液;肿瘤引起的渗液多为血性,红细胞较多伴肿瘤细胞。急性心包炎时心外膜下心肌亦可受累,如范围较广可称为心肌心包炎。若心包炎的病变严重,炎症可波及纵隔、横膈及胸膜。心包积液一般在数周至数月内吸收,但可伴随发生壁层与脏层的粘连、增厚及缩窄,也可在较短时间内大量聚集产生心脏压塞。

(三)病理生理

急性纤维蛋白性心包炎不会影响血流动力学,若渗出性心包炎渗液量大,可使心包腔内压力升高,导致血流动力学发生相应变化。当心包腔内压力高至一定程度,心室舒张充盈受限,引起体循环静脉压、肺静脉压增高、心排血量减少等心脏受压症状,称为心脏压塞。心脏压塞的发生与心包积液量的大小、积液的性质、积液蓄积的速度、心包的柔韧性及心肌功能等多种因素有关。大量渗液固然可使心包内压大幅上升,引起心脏压塞症状和体征,然而短期内快速增长的少量浆液,即使仅有 200~300 mL 也可造成心脏舒张功能障碍,产生心脏压塞。

(四)临床表现

1.症状

可出现全身症状,如发热、出汗、乏力、焦虑等。最主要的症状为胸痛,尤以急性非特异性心包炎和感染性心包炎时多见;缓慢发展的结核性心包炎或肿瘤性心包炎则不明显。心包炎时胸痛轻重不等,有的疼痛性质较尖锐,位于心前区,可放射至颈部、左肩、左臂、左肩胛骨,有时也可下达上腹部,这类疼痛除心包受累外,胸膜也被波及,所以是胸膜性疼痛,和呼吸运动有关,常因咳嗽或深呼吸而加重。有的是一种沉重的压榨样胸骨后疼痛,与心绞痛或心肌梗死相似,可能与冠状动脉内心神经输入纤维受刺激有关。也有少数患者胸痛可随着每次心脏跳动而发生,以心脏左缘及左肩部明显。上述不同类型的胸痛有时可同时存在。

2.体征

急性纤维蛋白性心包炎的典型体征是心包摩擦音,在心前区可听到心脏收缩期和舒张期都有的双相声音(它不出现在心音之后),往往盖过心音,较表浅,是因心包表面有纤维蛋白渗出,在心脏搏动时不光滑的心包与心脏间的摩擦所致。双相来回粗糙的摩擦音有时需与主动脉瓣的收缩期、舒张期杂音相区别。有时摩擦音很轻而多被漏诊。它持续时间长短不等,有的持续数小时,但可重新出现,也有持续数天或数周之久,结核性心包炎持续时间较长,尿毒症心包炎持续时间较短。如出现渗液,心包摩擦音可消失。

3.辅助检查

(1)实验室检查:结果取决于致病因素。一般都有白细胞计数增加、红细胞沉降率加速等炎症性反应。心包穿刺液的实验室检查,有助于病因学诊断。结核性心包炎渗液,常为血性,比重高,蛋白阳性,可找到结核分枝杆菌;肿瘤心包积液除为血性外尚可找到肿瘤细胞。因此心包渗液都应行穿刺液的常规化验。

（2）心电图检查:急性心包炎因累及心包脏层下的心肌和心包渗液的影响,可出现一系列心电图变化。①ST 段和 T 波改变:与心外膜下心肌缺血、损伤和复极延迟有关;急性心包炎的 ST-T 呈现动态变化,可分 4 个阶段:ST 段呈弓背向下抬高,T 波振幅增高,急性心包炎一般为弥漫性病变,上述改变可出现于除 aVR 和 V_1 外的所有导联,持续 2 天～2 周,V_6 的 $J/T \geqslant 0.25$;几天后 ST 段回复到等电位线,T 波低平;T 波呈对称型倒置并达最大深度,无对应导联相反的改变(除 aVR 和 V_1 直立外),可持续数周、数月或长期存在;T 波恢复直立,一般在 3 个月内;病变较轻或局限时可有不典型改变,出现部分导联的 ST 段、T 波的改变和仅有 ST 段或 T 波改变。②PR 段移位:除 aVR 和 V_1 导联外,PR 段压低,提示心包膜下心房肌受损。③QRS 波低电压和电交替。④心律失常:窦性心动过速多见,部分发生房性心律失常,如房性期前收缩、房性心动过速、心房扑动或心房纤颤,在风湿性心包炎时可出现不同程度的房室传导阻滞。

（3）其他:X 线、超声心动图、磁共振成像等检查对渗出性心包炎有重要价值。

(五)诊断和鉴别诊断

急性心包炎的诊断可依据症状、体征、X 线和超声心动图做出诊断,有明显胸痛伴全身反应如发热等症状时要考虑到本病的可能,若听到心包摩擦音则诊断可肯定,但心包摩擦音延续时间长短不一,故应反复观察以免漏诊。患者有呼吸困难、心动过速、心浊音界扩大及静脉淤血征象时,应想到心包渗液的可能,经 X 线和超声心动图检查一般都能确立诊断。如怀疑急性心包炎,检查发现心电图异常表现者,应注意和早期复极综合征、急性心肌缺血相鉴别。不同病因的心包炎临床表现有所不同,治疗也不同,因此,急性心包炎诊断确立后,尚需进一步明确病因,为治疗提供方向。

(六)治疗

急性心包炎的治疗包括病因治疗和对症治疗。患者应卧床休息,胸痛者可给予吲哚美辛、阿司匹林,必要时可用吗啡类药物和糖皮质类激素;有急性心脏压塞时,行心包穿刺术以解除压迫症状。化脓性心包炎除用抗生素外,一般需行心包引流术。全身性疾病引起者则根据原发病进行治疗。少数病例反复发生心包渗液可考虑心包切除术。

二、慢性和复发性心包炎所致心包积液

慢性心包炎(病史 3 个月以上)包括渗出性、粘连性和缩窄性心包炎,重要的

是对炎性渗出和非炎性心包积液（心力衰竭时）的鉴别，其临床表现与慢性心脏压塞及残余心包炎症的程度有关，通常仅有胸痛、心悸和疲乏等轻微症状。

慢性心包炎的临床诊断类似于急性心包炎，对病因明确者治疗成功率高，如结核、弓形体病、黏液水肿、自身免疫病和全身性疾病，对症治疗方面同急性心包炎，同样，心包穿刺可用于诊断和治疗目的，对自身反应性心包炎，心包内滴注非吸收性皮质激素晶体非常有效。慢性心包炎若频繁复发，心包胸膜穿通术和经皮球囊心包切开术可能适用，一旦出现大量心包积液，应考虑行心包切除术。

复发性心包炎包括以下 2 种：①间断型，未经治疗，存在无症状期，后者可长可短；②持续型，抗炎药治疗中断导致复发。

导致复发的机制：①自身免疫性心包炎患者抗炎药或皮质激素的剂量和/或疗程不足；②早期皮质激素治疗使心包组织病毒 DNA/RNA 复制增多，导致病毒抗原暴露增加；③再感染；④结缔组织病恶化。复发性心包炎的特征性表现为心前区疼痛，其他临床表现包括发热、心包摩擦音、呼吸困难及血沉增快，亦可出现心电图的异常变化，很少出现心脏压塞或心包缩窄。

复发性心包炎患者应限制剧烈运动，饮食治疗同急性心包炎。老年患者应避免使用吲哚美辛，因其可减少冠状动脉血流。秋水仙碱与微管蛋白结合，抑制细胞核有丝分裂及多形核细胞功能，干扰细胞间胶原移动，因而对复发性心包炎有效，尤其在非甾体抗炎药（NSAID）和皮质激素无效时，推荐剂量为 2 mg，1～2 天，随后 1 mg/d。用皮质激素时，应避免剂量不足和撤药太快，推荐方案为泼尼松（强的松）1.0～1.5 mg/kg，至少用 1 个月，撤药时间不少于 3 个月，如撤药期间症状复发，返回前次剂量 2～3 周后，再开始逐渐减量，撤药行将结束时，建议加用消炎药秋水仙碱或 NSAID，皮质激素疗效不佳时，可加用硫唑嘌呤或环磷酰胺。药物疗效不佳、症状严重且复发率高者，在停用激素数周后方可考虑心包切除术，心包切除术后再复发者可能系心包切除不完全所致。

三、不伴心脏压塞的心包积液

（一）病因

正常心包腔有 20～50 mL 液体，为血浆的超滤液，50 mL 以上称为心包积液，分为漏出液和渗出液。渗出液包括浆液纤维蛋白性（蛋白浓度 2～5 g/dL）、化脓性、浆液血性（血细胞比容约 10%）、血性（血细胞比容＞10%）。另外还有胆固醇及乳糜性积液。渗出性心包积液常见于急性非特异性心包炎、结核、肿瘤、放疗及创伤等。药物和结缔组织病、心包切开术后综合征和 Dressler 综合征等也占一定比例。艾滋病是新出现的心包积液的原因。

(二)诊断

1.临床表现

心包积液的症状和体征与积液增长速度、积液量和心包伸展特性有关。少量心包积液,增长速度慢,心包腔内压力升高不显著,可无任何症状。大量心包积液压迫周围组织和器官可产生各种症状,如呼吸困难、咳嗽、吞咽困难、声音嘶哑、呃逆等。心包积液少于 150 mL 可无阳性体征。积液量多时,心浊音界向两侧扩大;心底部浊音界卧位时增宽,坐位时缩小,呈三角形;心尖冲动消失;听诊心音低而遥远或有心包摩擦音;左肩胛角下触觉语颤增强、叩诊呈浊音、可闻及支气管呼吸音,称为 Ewart 征,为心包积液压迫左下肺叶所致。

2.超声心动图检查

超声心动图检查对心包积液诊断极有价值,积液超过 50 mL 即可发现,小量心包积液以 M 型超声心动图像较清晰。由于心脏形状很不规则,心包积液分布也不均匀很难精确计算,为临床需要分为小、中和大量心包积液。二维超声心动图检查,少量积液的液性暗区在左室后外侧壁及心尖;中量积液扩展到后壁,暗区大于 1 cm,特别在收缩期;大量心包积液右心室前壁见暗区,右房受压,在心动周期中暗区围绕心脏。超声心动图检查可提示心包有无粘连,有无分隔性积液,还能观察到心包厚度及心内结构,心脏大小,确定心包穿刺位置。

3.胸部 X 线检查

心包积液在 250～300 mL 时,心影可在正常范围,中至大量心包积液时心影普遍向两侧扩大,心脏正常弧度消失,上腔静脉影增宽,主动脉影变短,呈烧瓶状,心脏搏动明显减弱,肺野清晰。

4.实验室检查

心包液实验室检查包括生物化学、细菌学、细胞学和免疫学等。

5.CT 和 MR 检查

CT 扫描很容易发现心包积液,少于 50 mL 液体均可检出。正常心包厚度在 CT 上测量上限为 4 mm,大于 4 mm 为异常。仰卧位 CT 扫描时,少量的心包积液位于左室与右房之后外侧。心上隐窝扩张是心包积液的一个重要征象,较大量积液形成带状水样密度影包围心脏,积液在 200 mL 以上。渗出液与血性积液密度较高,似软组织密度。CT 不能区分良性还是恶性病变积液。

MR 和 CT 一样对少量心包积液和局限性心包积液的检出很有价值。右室前壁液体厚度大于 5 mm 示中等量积液。非出血性的心包积液在 T_1 加权像大多为均匀低信号,而慢性肾功能不全、外伤、结核性心包炎,在心包腔某些区域呈中信号或不均匀高信号,提示含高蛋白及细胞成分液体。信号强度增加区域表示炎性渗出物伴大量纤维物质。血性积液或心包积血,视含血液成分的多少,呈中或高信号。恶性肿瘤所致心包积液为不均匀中或高混杂信号。

(三)治疗

无论何种心包积液,它的临床重要性依赖于:①是否出现因心包腔内压升高,而致的血流动力障碍;②全身性病变的存在及其性质。因此,应当积极治疗原发病,除非有心脏压塞或因诊断需要分析心包积液如急性细菌性心包炎,否则无指征行心包穿刺术。

四、心脏压塞

心脏压塞是指心包腔内心包积液量增加到压迫心脏使心脏舒张期充盈障碍,心室舒张压升高和舒张顺应性降低,心排血量和全身有效循环血量减少。临床表现取决于心包积液增长的速度、心包顺应性和心肌功能。增长速度快,心包来不及适应性伸展,即使积液量为 100 mL,足使心包腔内压力突然上升至 26.7 kPa(200 mmHg)以上,引起急性心脏压塞。急性心脏压塞可在几分钟或 1~2 小时内发生,此时静脉压不能代偿性升高来维持有效血循环,而是通过增加射血分数至 70%~80%(正常 50%),增加心率及周围小动脉收缩 3 种代偿机制,保证心、脑、肾脏的灌注。如心包积液增长速度缓慢,心包逐渐扩张适应积液量的增加,超过 2 000 mL 时才出现心脏压塞,表现为亚急性或慢性心脏压塞。结核性或肿瘤性心包炎伴严重脱水血容量不足的患者,当心包腔和右房压均衡上升至 0.7~2.0 kPa(5~15 mmHg)就可引起心室充盈受限,每搏输出量下降,而出现所谓的低压性心脏压塞。

(一)症状

呼吸困难,端坐呼吸或前倾坐位,口唇青紫,全身冷汗,严重者出现烦躁不安,精神恍惚。

(二)体征

(1)血压下降,心率增快及脉压变小:心包积液使心排血量降低,心率代偿性增快以维持心排血量和动脉压,保证心、脑、肾脏灌注,同时,外围小动脉阻力增加,结果脉压缩小。

(2)颈静脉怒张,呈现 Kussmaul 征象:吸气时颈静脉充盈更明显,其产生机制为右房不能接纳吸气时静脉回心血量。急性心脏压塞、颈部过短、循环血容量不足时可无颈静脉怒张或 Kussmaul 征象。

（3）奇脉：吸气时桡动脉搏动减弱或消失。因吸气时心包腔内压力下降,回心血量增多,但心脏受束缚,不能相应扩张,导致室间隔左移使左室充盈减少,收缩期血压下降。用袖带测血压检查奇脉,吸气时收缩压下降大于 1.3 kPa（10 mmHg）[正常人吸气收缩压下降小于 1.3 kPa（10 mmHg）],同时肱动脉处听诊,吸气时动脉音比呼气时减弱或消失。检查奇脉不应令患者深呼吸,深呼吸如同 Valsalva 动作,可使脉搏减弱而做出错误的判断。奇脉也见于其他疾病,如阻塞性呼吸道疾病、心源性休克、限制型心肌病、肥胖、高度腹水或妊娠者。

（4）心尖冲动不明显,心音遥远,50％可闻及心包摩擦音。

（5）肝大、腹水,体循环淤血征象：见于亚急性或慢性心脏压塞。通过代偿机制使肾脏对水钠的重吸收增多,以增加有效循环血量,而血液大部分滞留在体循环的静脉系统,再加之不同程度的静脉收缩,导致静脉压进一步升高。

（三）辅助检查

（1）心电图：QRS 波振幅降低,P、QRS、T 波出现电交替时应考虑心脏压塞。若呼吸频率过快,而影响 QRS 电轴变化,常出现假性 QRS 电交替现象。

（2）心导管检查：心包腔内压力升高,使心脏在整个心动周期过程中持续受压,心房、心室及肺动脉压升高,舒张充盈不足,每搏输出量降低。血流动力学特征为肺毛细血管楔压、肺动脉舒张压、右室舒张末压与右房压相等;每搏输出量降低;同时记录心包内、右心、左心压力,显示心包内、右房、右室和左心室舒张末压几乎相等,压力升高一般＞2.0 kPa（15 mmHg）。但需注意下列情况：①当心脏压塞时伴有严重低血容量的患者,心包内压和右房压力相等但只有轻度升高;②若在心脏压塞前左心室舒张压已经升高,此时心包内压力和右心压力升高仍相等,但低于左心室舒张末压;③肺动脉和右心室收缩压一般低于 6.7 kPa（50 mmHg）,并伴有脉压变小,反映了每搏量的降低;④重度心脏压塞,右室收缩压只稍高于右室舒张压。

（3）超声心动图：右房舒张期塌陷,右室舒张早期塌陷,左房塌陷。吸气时通过三尖瓣血流速度增加,而二尖瓣血流速度降低＞15％。吸气时右室内径增大而左室内径缩小。二尖瓣 EF 斜率下降。下腔静脉淤血,内径随呼吸的正常变化消失。左室假性肥厚。心脏摆动。心包腔见大量液性暗区。

（四）治疗

心包穿刺或心外科手术排出心包积液,解除心脏压塞是最主要的治疗方法。

在紧急情况下某些支持疗法也有一定的治疗作用。静脉输液有助于中心静脉压升高,促进心室充盈,维持心排血量。此外,静脉滴注异丙基肾上腺素和多巴酚丁胺是维持心脏压塞时血循环的有效药物,它可增强心肌收缩力、扩张周围小动脉、缩小心脏体积以减轻心脏压塞,增加心排血量。心脏压塞时避免使用 β 受体阻滞剂,也不宜单独使用血管扩张剂。

心包穿刺:20 世纪 70 年代前,心包穿刺是在没有超声心动图检查和血流动力学监测下进行的盲目的床边穿刺,危及生命的并发症和死亡的发生率高达 20%。目前依据二维超声心动图检查选择穿刺部位,心电监护下心包穿刺,可降低并发症发生率。有人推荐联合进行右心导管检查、动脉压监测和心包穿刺引流和测压,可以评价压塞解除是否充分,可以彻底引流无分隔的心包液体;可以了解存在右房压高的其他原因,在血流动力学监测和透视下行心包穿刺,增加了操作的安全性。心包穿刺时最好使用三通接头,接于 18 号穿刺针上。三通接头侧管与压力传感器相连,后端连接含有 1% 利多卡因的注射器,之后可用于抽吸心包积液。穿刺针针座或近端可以经一金属夹与心电图胸导联相连,观察穿刺是否太深而损伤心外膜。但必须保证心电图机或心电图监护仪接地以免漏电引起心室纤颤。

心包穿刺部位以剑突下最常用,患者取半卧位 20°~30°,背部可垫枕使剑突隆起,穿刺点定在剑突下约 5 cm 和中线左旁 1 cm 处。穿刺针与皮肤成锐角,进针后针头向上略向后沿胸骨后推进。此处穿刺优点为肺脏、胸膜不遮盖心脏,穿刺针不穿过胸腔;不会损伤乳内动脉;心包后下方的积液易抽取,但穿刺针需穿过致密组织,如用力较大可能进针过深而撕裂右室、右房或冠状动脉。左第 5 肋间也是常用的穿刺部位。取坐位于心浊音界内 1~2 cm,二维超声心动图定位。穿刺向内、后,按定位方向进针。因左侧心肌较厚,穿通心肌机会少,但针头需经胸腔可使心包积液流入胸腔。若同时伴有左胸腔积液,心包穿刺抽取液体不易辨别液体来源于何处。少量心包积液选此点行心包穿刺不易成功,且有刺伤心肌危险。

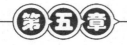

心 律 失 常

第一节　室性心动过速

室性心动过速(ventricular tachycardia,VT)简称室速,是临床上较为严重的一类快速性心律失常,大多数发生于器质性心脏病患者,可引起血流动力学变化,若未能得到及时有效的治疗,可导致心源性猝死。室速也可见于结构正常的无器质性心脏病患者。

一、定义和分类

室性心动过速(室速)是指发生于希氏束分叉以下的束支、普肯野纤维、心室肌的快速性心律失常。目前室速的定义大多采用 Wellens 的命名方法,将室速定义为频率超过 100 次/分、自发、连续 3 个或 3 个以上的室性期前搏动或程序刺激诱发的至少连续 6 个室性期前搏动。

室速的分类方法较多,各有其优缺点,但尚无统一的国际标准。根据室速的心电图表现、持续时间、发作方式、对血流动力学的影响、病因等不同特征可将室速分为不同的类型。

(一)根据室速发作的心电图形态分类

1.单形性室速

单形性室速是指室速发作时 QRS 波群形态在心电图同一导联上单一而稳定(图 5-1),既可呈短阵性(非持续性),也可呈持续性。有一些患者在多次发作心动过速时,QRS 波群形态并非一致,但只要每次心动过速发作时的 QRS 波群形态单一,均可确定为单形性室速。

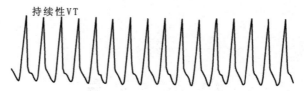

图 5-1　持续性单形性室速

QRS 波群形态在同一导联上单一而稳定

大部分的室速属单形性,根据 QRS 波群的形态可分为右束支传导阻滞型室速和左束支传导阻滞型室速。右束支传导阻滞型室速是指 V1 导联的 QRS 波群呈 rsR′、qR、RS 型或 RR′型(图 5-2),而 V_1 导联的 QRS 波群呈 QS、rS 或 qrS 型则称为左束支传导阻滞型室速(图 5-3)。

2.多形性室速(polymorphic VT)

多形性室速是指室速发作时 QRS 波群在心电图同一导联上出现 3 种或 3 种以上形态。根据室速发作前基础心律的 QT 间期长短可进一步将多形性室速分为两种类型:①尖端扭转型室性心动过速(torsade de pointes,Tdp):室速发作前的 QT 间期延长,发作时 QRS 波群沿着一基线上下扭转(图 5-4);②多形性室性心动过速:室速发作前的 QT 间期正常,发作时心电图同一导联上出现 3 种或 3 种以上形态的 QRS 波群(图 5-5)。

近几年一些学者发现,有些多形性室速患者表现为极短联律间期,无明显器质性心脏病依据。窦性心律时 QT 间期、T 波、U 波均正常,常常具有极短的联律间期,其病因尚不明确,有的发生机制可能为触发活动。

3.双向性室速(bidirectional VT)

双向性室速是指室速发作时心电图的同一导联上 QRS 波群呈现两种形态并交替出现,表现为肢体导联 QRS 波群主波方向交替发生正负相反的改变,或胸前导联 QRS 波群呈现左、右束支传导阻滞图形并交替变化(图 5-6)。双向性室速在临床上比较少见,主要见于严重的器质性心脏病(如扩张型心肌病、冠心病等)或洋地黄中毒,该型室速患者的基本心律失常为心房颤动。发生在正常人的双向性室速意义不太清楚,有人认为可能对预示心脏骤停具有一定的意义。

(二)根据室速的发作时间分类

根据室速发作的持续时间和血流动力学改变,可分为 3 种类型。

1.持续性室速(sustained VT)

持续性室速是指心动过速的发作时间达到或超过 30 秒以上,或虽未达到 30 秒但发作时心动过速引起严重血流动力学改变。

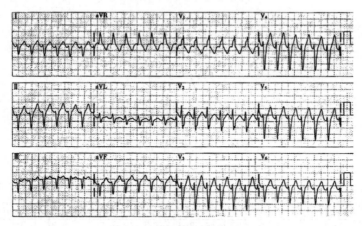

图 5-2　右束支传导阻滞型室速

V_1 导联的 QRS 波群呈 rsR′型

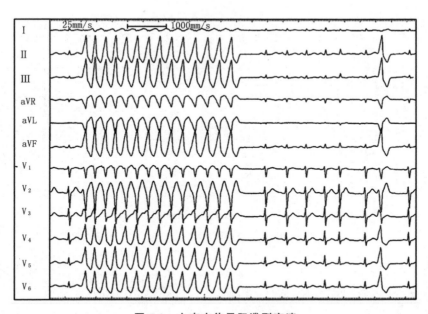

图 5-3　左束支传导阻滞型室速

V_1 导联的 QRS 波群呈 QS 型

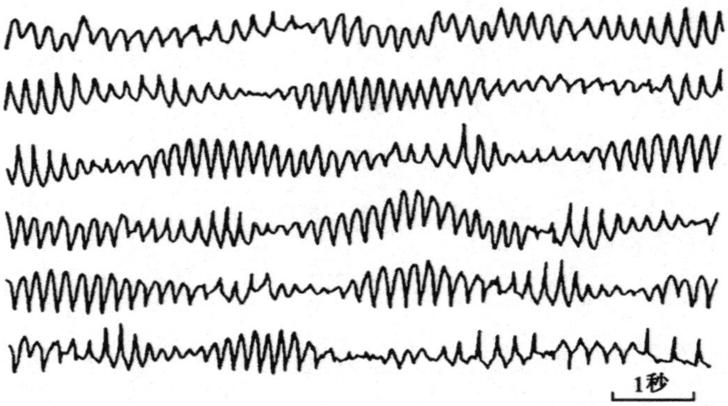

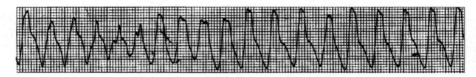

图 5-4　尖端扭转型室速

QRS 波群增宽,振幅和形态变化较大,主波方向围绕基线出现上下扭转

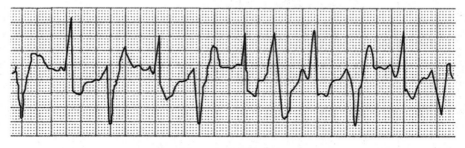

图 5-5　多形性室速

心室率 170 次/分,QRS 波群增宽畸形,呈 3 种以上的形态,第 4、第 5 个 QRS 波群似融合波

图 5-6　双向性室速

QRS 波群呈两种形态并交替出现

由于此型多见于器质性心脏病患者,室速的发作时间较长,常伴有严重血流动力学改变,患者出现心慌、胸闷、晕厥等症状,需要立即体外直流电复律。

若室速不间断发作,虽然其间有窦性心律但大部分时间为室速,称为无休止性室速。它是持续性室速的一种严重类型,发作时间持续 24 小时以上,使用各种抗心律失常药物或体外直流电复律等均不能有效终止心动过速的发作。多见于冠心病或扩张型心肌病患者,预后不良,病死率很高。

2.非持续性室速（non-sustained VT）

非持续性室速是指室速发作持续时间较短,持续时间在 30 秒内能自行终止者。此型在临床上十分常见,在无器质性心脏病患者中占 0～6％,在器质性心脏病患者中占 13％。由于持续时间较短,一般不出现晕厥等严重血流动力学改变的症状,患者常仅有心慌、胸闷等不适。

（三）根据有无器质性心脏病分类

1.病理性室速

各种器质性心脏病导致的室速。根据引起室速的病因,可分为冠心病室速、心肌病室速、药物性室速、右心室发育不良性室速等。

2.特发性室速

发生在形态和结构正常的心脏的室速。根据发生部位,可分为左心室特发性室速和右心室特发性室速。

（四）根据发作方式分类

可分为阵发性室速（又称为期前收缩型室速）及非阵发性室速（又称为加速性室性自主心律）。

（五）根据室速发作的血流动力学和预后分类

1.良性室速

室速发作时未造成明显血流动力学障碍,发生心源性猝死的危险性很低。主要见于无器质性心脏病患者。

2.潜在恶性室速

非持续性但反复发作的室速,不常导致血流动力学障碍,但可能引起心源性猝死,患者大多有器质性心脏病的客观依据。

3.恶性室速

反复发作持续性室速,造成明显血流动力学障碍,表现为黑蒙、晕厥或晕厥前期、心功能不全恶化、心绞痛发作甚至猝死。常发生在心脏扩大、LVEF 小于30％的患者。常见类型有多形性室速、尖端扭转型室速、束支折返性室速等。

（六）根据室速的发生机制分类

1.折返性室速

由折返机制引起的室速,折返是室速最常见的发生机制。

2.自律性增高性室速

由心室内异位起搏点自律性增高引起的室速,见于加速性室性自主心律。

3.触发活动性室速

由后除极引起的室速,主要见于由长 QT 间期综合征引起的尖端扭转型室速、洋地黄中毒引起的室速。

(七)特殊命名的室速

包括束支折返性室速、维拉帕米敏感性室速或分支型室速、儿茶酚胺敏感性室速、致心律失常性右心室发育不良性室速、尖端扭转型室速、并行心律性室速、无休止性室速、多形性室速、双向性室速。

二、病因和发病机制

(一)病因

1.器质性心脏病

器质性心脏病是室速的主要病因,约 80％的室速具有器质性心脏病的病理基础。最常见为冠心病,特别是急性心肌梗死及陈旧性心肌梗死伴有室壁瘤或心功能不全。其次为心肌病、心力衰竭、急性心肌炎、二尖瓣脱垂、心瓣膜病、先天性心脏病等。

2.药物

除 β 受体阻滞剂外,各种抗心律失常药物都可能引起室速。常见的有Ⅰa、Ⅰc类抗心律失常药、索他洛尔等。拟交感神经药、洋地黄制剂、三环类抗抑郁药等大剂量使用时也可出现室速。

3.电解质紊乱、酸碱平衡失调

特别是低钾血症时。

4.其他病因

如先天性、获得性长 QT 间期综合征,麻醉,心脏手术和心导管操作等。

5.特发性

约 10％的室速无器质性心脏病客观依据和其他原因可寻,称为特发性室速。少数正常人在运动和情绪激动时也可出现室速。

(二)发生机制

室速的发生机制包括折返、触发活动和自律性增高。冠心病心肌缺血及心肌梗死、心肌病等由于心肌缺血、缺氧、炎症、局部瘢痕形成、纤维化导致传导缓慢,为折返提供了形成条件,细胞外钾离子、钙离子浓度的改变,pH 降低等也影响心肌的自律性和传导性,可成为室速的诱因并参与折返的形成。触发活动是除折返外的另一种重要机制,尖端扭转型室速、洋地黄制剂中毒可能与触发活动有关。自律性增高是部分室速的发生机制。在急性心肌梗死早期,室性心律失常的发生机制包括折返、自律性增高和触发活动,陈旧性心肌梗死单形性持续性室速的机制多为折返,非持续性室速的机制可能与单形性持续性室速不同。致心律失常性右心室发育不良的室速机制可能为折返,特发性室速的发生机制主要为触发活动,也可能包括折返和自律性增高。

三、临床表现

室速发作的临床表现主要取决于室速是否导致血流动力学障碍,与室速发生的频率、持续时间、有无器质性心脏病及其严重程度、原有的心功能状态等有关。

临床上,大多数患者室速发作为阵发性,其临床特征是发病突然,一般会突感心悸、心慌、胸闷、胸痛等心前区不适,头部或颈部发胀及跳动感,严重者还可出现精神不安、恐惧、全身乏力、面色苍白、四肢厥冷,甚至黑蒙、晕厥、休克、阿-斯综合征发作,少数患者可致心脏性猝死。也有少数患者症状并不明显。若为非器质性心脏病引起者,持续时间大多短暂,症状也较轻,可自行恢复或经治疗后室速终止,虽然反复发作但预后一般良好。而具有较严重的器质性心脏病基础者,在心动过速发作后可因心肌收缩力减弱,心室和心房的收缩时间不同步,心室的充盈和心排血量明显减弱,患者可迅速出现心力衰竭、肺水肿或休克等严重后果,有的甚至可发展为心室颤动而致心脏性猝死。

室速发作时,体格检查可发现心率一般在 130～200 次/分,也有的较慢,约 70 次/分,少数患者的频率较快,可达 300 次/分,节律多较规则,有的不绝对规则(如多形性室速发作时),心尖部第一心音和外周脉搏强弱不等,可有奔马律和第一、第二心音分裂,有的甚至只能听到单一的心音或大炮音。第一心音响度和血压随每一次心搏而发生变化,提示心动过速时发生了房室分离,是室性心动过速发作时较有特征性的体征。有些室速发作时,因 QRS 波群明显增宽而第一、第二心音呈宽分裂,可见颈静脉搏动强弱不等,有时可见颈静脉搏动出现大炮波,比心尖部搏动频率慢。

四、心电图表现

室速的心电图主要有以下表现。

(1)3 个或 3 个以上连续出现畸形、增宽的 QRS 波群,QRS 间期一般≥0.12 秒,伴有继发性 ST-T 改变。少数起源于希氏束分叉处的室速,QRS 间期可不超过

0.12 秒。QRS 波群前无固定 P 波,心室率＞100 次/分,常为 130～250 次/分。有些特殊类型室速的心室率低至 70 次/分,少数高达 300 次/分。单形性室速 RR 间距规整,一般相差＜20 毫秒,而多形性室速 RR 间距往往不规则,差别较大。

(2)大多数患者室速发作时的心室率快于心房率,心房和心室分离,P 波与 QRS 波群无关或埋藏在增宽畸形的 QRS 波群及 ST 段上而不易辨认。部分患者可呈现 1∶1 室房传导,也有部分患者呈现室房 2∶1 或文氏传导阻滞。

(3)心室夺获:表现为室速发作伴有房室分离时,偶有适时的窦性激动下传心室,出现所谓提前的窦性心搏,QRS 波群为室上性,其前有 P 波且 PR 间期＞0.12 秒。

(4)室性融合波:不完全性心室夺获,由下传的窦性激动和室性异位搏动共同激动心室而形成,图形介于窦性和室速的 QRS 波群之间。心室夺获和室性融合波是室速的可靠证据,但发生率较低,仅见于 5% 左右的患者。

(5)室速常由室性期前收缩诱发,即在发作前后可出现室性期前收缩,后者 QRS 波群形态与室速相同、近似或者不一致。少数情况下,室速也可由室上性心动过速诱发。

五、室速的诊断和鉴别诊断

室速的诊断主要依靠心电图表现,病史、症状、体征等临床资料可为诊断提供线索,应与宽 QRS 波群的室上性心动过速鉴别,诊断不明确时对有适应证的患者需进行心脏电生理检查才能确诊。

(一)临床资料

一般而言,室速大多发生在有器质性心脏病的患者,而室上性心动过速患者多无器质性心脏病的依据。冠心病心肌梗死、急性心肌炎、心肌病、心力衰竭等患者发生的宽 QRS 波群心动过速,室速的可能性大。而心脏形态、结构正常,心动过速反复发作多年,甚至从年轻时就有发作,尤其是不发作时心电图有预激综合征表现者,室上性心动过速的可能性较大。发作时刺激迷走神经能终止心动过速者,大多是室上性心动过速;有时室速呈 1∶1 室房传导,刺激迷走神经虽然不能终止心动过速,但可延缓房室结传导,如果心动过速时室房由 1∶1 传导转变为 2∶1 或文氏传导,有助于室速的诊断。

体格检查时如颈静脉出现大炮波,第一心音闻及大炮音,有助于室速的诊断。

(二)心电图检查

室速发作时 QRS 波群增宽,间期≥0.12 秒,表现为宽 QRS 波群心动过速。此外,室上性心动过速伴室内差异性传导、原有束支传导阻滞伴发的室上性心动过速、旁路前向传导的房性心动过速、心房扑动、心房颤动及预激综合征逆向性房室折返性心动过速均可见其 QRS 波群增宽。由于不同原因的宽 QRS 波群心动过速,其治疗和预后不尽相同,如果诊断错误导致治疗严重失误,则可能出现严重不良后果。因此,室速应与这些宽 QRS 波群的室上性心动过速相鉴别。临床上,室速是宽 QRS 波群心动过速的最常见类型,约占 80%。对于任何一例宽 QRS 波群心动过速在没有依据表明是其他机制所致以前,均初步拟诊为室速。除非有差异性传导的证据,否则不宜轻易诊断室上性心动过速伴室内差异性传导。

表 5-1 列举了室上性心动过速伴室内差异性传导与室速的区别,可供鉴别诊断参考。

表 5-1　室性心动过速与室上性心动过速伴室内差异性传导的区别

	支持室性心动过速的依据	支持室上性心动过速伴室内差异性传导的依据
P 波与 QRS 波群的关系	房室分离或逆向 P'波	宽 QRS 波群前或后有 P'波,呈 1:1 关系,偶有 2:1、3:2 房室传导阻滞
心室夺获或室性融合波	可见到,为诊断的有力证据	无
QRS 额面电轴	常左偏($-30°\sim-180°$)	很少左偏(3%~13%)
QRS 波形态		
右束支传导阻滞型	QRS 间期>0.14 秒	QRS 间期为 0.12~0.14 秒
V$_1$ 导联	R 形波或双相波(qR、QR 或 RS 型)伴 R>R'	三相波(rsR'、RSR'型)(85%)
V$_6$ 导联	rs 或 QS 形,R/S<1	qRs 形,R/S 很少<1
左束支传导阻滞型	QRS 间期>0.16 秒	QRS 间期为 0.14 秒
V$_1$ 导联	R 波>30 毫秒,R 波开始至 S 波最低点>60 毫秒,S 波顿挫	很少有左述形态
V$_6$ 导联	QR 或 QS 形	R 波单向
刺激迷走神经	无效	可终止发作或减慢心率

续表

	支持室性心动过速的依据	支持室上性心动过速伴室内差异性传导的依据
其他	V₁～V₆ 导联都呈现正向或负向 QRS 波群,QRS 波群形态与窦性心律时室性期前收缩一致	原有的束支阻滞或预激 QRS 波群形态与心动过速时一致,QRS 波群形态与室上性期前收缩伴室内差异性传导时一致

Brugada 等对 554 例宽 QRS 波群心动过速患者进行了心内电生理检查,提出了简便有效的分步式诊断标准,显著提高了诊断室速的敏感性和特异性,两者分别为 98.7%、96.5%。诊断共分 4 个步骤:①首先看胸前导联 V₁～V₆ 的 QRS 波群是否均无 RS(包括 rS、Rs)图形,如任何一个胸前导联无 RS 波,则应诊断为室速。②如发现有一个或几个胸前导联有 RS 波,则要进行第 2 步观察,即测量胸前导联 R 波开始至 S 波最低点之间的时限,选择最长的 RS 时限,如果超过 100 毫秒则应诊断为室速;如未超过 100 毫秒,则应进行第 3 步分析。③观察有无房室分离,如有,可诊断为室速;如无,则进行最后一步分析。④观察 V₁ 及 V₆ 导联的 QRS 波群形态,如果这两个导联的 QRS 波群形态都符合表中室速的 QRS 波群形态特征则应诊断为室速,否则可诊断为室上性心动过速。

在临床实践中,绝大多数宽 QRS 波群心动过速可以通过仔细分析 12 导联心电图进行正确诊断,但有少数患者在进行鉴别诊断时仍然十分困难。利用希氏束电图及心脏电生理检查不但能区分室性与室上性心动过速,还可以了解心律失常的发生机制是折返还是自律性增高。室上性心动过速时,V 波前都有 H 波,且 HV 间期都大于 30 毫秒。室速时,V 波与 H 波是脱节的,可以出现以下几种图形:①H 波与 V 波同时出现,H 波隐藏在 V 波之中,不易被发现,或者 H 波在 V 波之前出现,但 HV 间期小于 30 毫秒,其 H 波来自窦性搏动而 V 波来自室性搏动;②H 波在 V 波后出现,H 波是室性搏动逆行激动希氏束产生的,H 波后可有心房夺获;③A 波后有 H 波,但 H 波与其后的 V 波无关,HV 时间变化不定,两者是脱节的。利用心房调搏法,给心房以高于室率的频率刺激,使心室夺获。如果夺获的 QRS 波为窄的心室波,则证明原来的宽 QRS 波为室速。

六、治疗

(一)一般治疗原则

室速发作时,一部分患者可能病情很凶险,导致血流动力学障碍,出现严重症状甚至危及生命,必须立即给予药物或直流电复律及时有效地终止发作,而另一部分患者可以没有症状或者只有很轻微的症状,体检时血压无明显降低,不做任何处理,血流动力学也未见有恶化迹象。研究表明,许多抗心律失常药物有致心律失常作用,长期使用并不能减少室性心律失常的发生率,甚至增加病死率。因此,在选择治疗措施前,需要根据室速发作时患者的血流动力学状况、有无器质性心脏病,准确评估室速的风险,并采取合理的治疗对策:持续性室速患者,无论有无器质性心脏病,均应积极处理;器质性心脏病患者,无论是持续性室速还是非持续性室速,均应治疗;无器质性心脏病患者发生的非持续性室速,如无症状或血流动力学障碍,可不必药物治疗。其治疗原则主要有以下 4 条。

(1)立即终止发作:包括药物治疗、直流电复律等方法。

(2)尽力去除诱发因素:如低钾血症、洋地黄中毒等。

(3)积极治疗原发病:切除心室壁瘤,控制伴发的心功能不全等。

(4)预防复发。

(二)终止发作

1.药物治疗

血流动力学稳定的室速,一般先采取静脉给药。

(1)发生于器质性心脏病患者的非持续性室速很可能是恶性室性心律失常的先兆,应该认真评估预后并积极寻找可能存在的诱发因素。治疗主要针对病因和诱因,即治疗器质性心脏病和纠正如心力衰竭、电解质紊乱、洋地黄中毒等诱因。对于上述治疗措施效果不佳且室速发作频繁、症状明显者,可以按持续性室速用抗心律失常药,以预防或减少发作。

(2)发生于器质性心脏病患者的持续性室速大多预后不良,容易引起心脏性猝死。除了治疗基础心脏病、认真寻找可能存在的诱发因素外,必须及时治疗室速本身。应用的药物为胺碘酮、普鲁卡因胺、β 受体阻滞剂和索他洛尔。心功能不全患者首选胺碘酮,心功能正常者也可以使用普罗帕酮,药物治疗无效时应及时使用电转复。

(3)无器质性心脏病、无心功能不全患者可以选用胺碘酮,也可以考虑应用Ⅰa 类抗心律失常药(如普鲁卡因胺)或Ⅰc 类抗心律失常药(如普罗帕酮、氟卡尼等);特殊病例可选用维拉帕米或普萘洛尔、艾司洛尔、硫酸镁静脉注射。在无明显血流动力学紊乱、病情不很紧急的情况下,也可选用口服给药如 β 受体阻滞剂、Ⅰb 类抗心律失常药美西律或Ⅰc 类抗心律失常药普罗帕酮等。

(4)尖端扭转型室性心动过速(TdP):首先寻找并处理引起 QT 间期延长的

原因,如血钾、血镁浓度降低或药物作用等,停用一切可能引起或加重 QT 间期延长的药物。采用药物终止心动过速时,首选硫酸镁,无效时,可试用利多卡因、美西律或苯妥英钠静脉给药。上述治疗效果不佳者行心脏起搏,可以缩短 QT 间期,消除心动过缓,预防心律失常进一步加重。异丙肾上腺素能加快心率,缩短心室复极时间,有助于控制扭转型室速,但可能使部分室速恶化为室颤,使用时应小心,适用于获得性 QT 间期延长综合征患者、心动过缓所致 TdP 而没有条件立即行心脏起搏者。

(5)洋地黄类药物中毒引起的室速应立即停用该类药物,避免直流电复律,给予苯妥英钠静脉注射;无高钾血症的患者应给予钾盐治疗;镁离子可对抗洋地黄类药物中毒引起的快速性心律失常,可静脉注射镁剂。

2.电学治疗

(1)同步直流电复律:对持续性室速,无论是单形性或多形性,有血流动力学障碍者不考虑药物终止,而应立即同步电复律。情况紧急(如发生晕厥、多形性室速或恶化为室颤)或因 QRS 波严重畸形而同步有困难者,也可进行非同步转复。

(2)抗心动过速起搏:心率在 200 次/分以下,血流动力学稳定的单形性室速可以置右心室临时起搏电极进行抗心动过速起搏。

(三)预防复发

包括药物治疗、射频导管消融及外科手术切除室壁瘤等。

可以用于预防的药物包括胺碘酮、利多卡因、β 受体阻滞剂、普罗帕酮、美西律、硫酸镁、普鲁卡因胺等。在伴有器质性心脏病的室速中,可用 β 受体阻滞剂或胺碘酮,β 受体阻滞剂也可以和其他抗心律失常药如胺碘酮等合用。由于 CAST 试验已证实心肌梗死后抗心律失常药物(恩卡尼、氟卡尼、莫雷西嗪)治疗可增加远期病死率,因此心肌梗死后患者应避免使用恩卡尼、氟卡尼、莫雷西嗪。无器质性心脏病的室速患者,如心功能正常,也可选用普罗帕酮。

有血流动力学障碍的顽固性室速患者,在有条件的情况下,宜安装埋藏式心脏转复除颤器(ICD)。CASH 和 AVID 试验结果表明,ICD 可显著降低器质性心脏病持续性室速患者的总死亡率和心律失常猝死率,效果明显优于包括胺碘酮在内的抗心律失常药物。

七、特殊类型的室性心动过速

(一)致心律失常性右心室发育不良的室性心动过速

致心律失常性右心室发育不良(arrhythmogenic right ventricular dysplasia, ARVD)又称为致心律失常性右心室心肌病,是一种遗传性疾病,也可能与右心室感染心肌炎、右心室心肌变性或心肌进行性丧失有关。在文献中曾被称为羊皮纸心、Uhl 畸形、右心室脂肪浸润或脂肪过多症、右心室发育不良、右心室心肌病。其最常见的病理改变是右心室心肌大部分被纤维脂肪组织所替代,并伴有散在的残存心肌和纤维组织;右心室可有局限性或弥漫性扩张,在扩张部位存在不同程度的心肌变薄,而左心室和室间隔一般无变薄,也可有局限性右心室室壁瘤形成。ARVD 主要发生于年轻的成年人,尤其是男性,大多在 40 岁以前发病。临床主要表现为伴有左束支传导阻滞的各种室性心律失常,如反复发作性持续性室性心动过速;也可出现房性心律失常,如房性心动过速、心房扑动、心房颤动。患者常表现为晕厥和猝死,晕厥和猝死的原因可能是心室颤动,晚期可发展为心力衰竭。患者最重要的心电图异常为右胸前导联 $V_1 \sim V_3$ T 波倒置、Epsilon 波及心室晚电位阳性。右心室心肌病的诊断依据为超声心动图、螺旋CT、心脏磁共振、心室造影等检查发现局限性或广泛性心脏结构和功能异常,仅累及右心室,无瓣膜病、先天性心脏病、活动性心肌炎和冠状动脉病变,心内膜活检有助于鉴别诊断。

其发作期的急性治疗与持续性室速的治疗相同,维持治疗可用 β 受体阻滞剂、胺碘酮,也可两者联用,但效果不确切。也有采用射频消融治疗的报道,但容易复发和出现新型室速,不作为常规手段。有晕厥病史、心脏骤停生还史、猝死家族史或不能耐受药物治疗的患者,应考虑安装 ICD。

(二)尖端扭转型室性心动过速

尖端扭转型室性心动过速(torsade pointes,TdP)是多形性室速的一个典型类型,一般发生在原发性或继发性 QT 间期延长的患者,主要临床特征是反复晕厥,有的甚至猝死。其病因、发生机制、心电图表现和治疗与其他类型室速不同。1966 年,Dessertenne 根据该型室速发作时的心电图特征而命名。

正常人经心率校正后 QT 间期(Q-Tc)的上限为 0.40 秒,当 Q-Tc 大于0.40 秒时即为 QT 间期延长,又称为复极延迟。目前认为,TdP 与心室的复极延迟和不均一有关,其中 QT 间期延长是导致 TdP 的主要原因之一,因此将 QT 间期延长并伴有反复发生的 TdP 称为长 QT 综合征(LQTS)。

1.长 QT 间期综合征的分类

LQTS 一般分为先天性和后天性两类。

(1)先天性 LQTS 又可分为 QT 间期延长伴有先天性耳聋(Jervell-Lange-Nielson 综合征)和不伴有耳聋(Romano-Ward 综合征),两者都有家族遗传倾向,患者多为儿童和青少年。一般在交感神经张力增高的情况下发生 TdP,被认为是肾上腺素能依赖性。

(2)后天性 LQTS 通常发生在服用延长心肌复极的药物后或有严重心动过缓、低钾/低镁血症等情况下,多为长间歇依赖性,触发 TdP 通常在心率较慢或短-长-短的 RR 间期序列时。

有关 TdP 的发生机制仍有争议,目前认为主要与早期后除极引起的触发活动和复极离散度增加导致的折返有关。先天性 LQTS 的发生机制与对肾上腺素能或交感神经系统刺激产生异常反应有关。某些引起先天性 LQTS 的因素是由于单基因缺陷改变了细胞内钾通道调节蛋白的功能,导致 K^+ 电流如 I_{Kr}、I_{Ks} 或 I_{to} 等减少和/或内向除极 Na^+/Ca^{2+} 流增强,动作电位时间和 QT 间期延长,出现早期后除极。在早期后除极幅度达阈电位时,引起触发活动而出现 TdP。后天性 LQTS 因复极离散度增加的折返机制和早期后除极的触发活动等引起 TdP。

2.心电图特点

TdP 时 QRS 波振幅变化,并沿等电位线扭转,频率为 200～250 次/分,常见于心动过速与完全性心脏阻滞,LQTS 除有心动过速外,尚有心室复极延长伴 QT 间期超过 500 毫秒。室性期前收缩始于 T 波结束时,由 R-on-T 引起 TdP,TdP 经过数十次心搏可以自行终止并恢复窦性心律,或间隔一段时间后再次发作,TdP 也可以恶化成心室搏动。患者静息心电图上 u 波往往明显。

3.LQTS 的治疗

对 LQTS 和 TdP 有效治疗的基础是确定和消除诱因或纠正潜在的有害因素。其后在弄清离子机制的基础上,一个适当的治疗计划就可以常规展开。将来特殊的治疗可能针对减弱引起早期后除极的离子流进行,现在的治疗一般着眼于抑制或阻止早期后除极的产生和传导,可通过增强外向复极 K^+,加强对内向 Na^+ 或 Ca^{2+} 的阻滞,或抑制早复极电流从起点向周围心肌的传导实现。

(1)K^+ 通道的激活:实验已证实早期后除极和 TdP 可被 K^+ 通道的开放所抑制,但临床尚未证实。似乎有效的短期治疗包括采用超速起搏、利多卡因或注射异丙肾上腺素以增强 K^+,但异丙肾上腺素注射对于先天性 LQTS 是禁忌。

(2)Na^+ 通道的阻断:TdP 可被具有 Na^+、K^+ 双重阻滞功能的 Ⅰa 类药物诱发,但可被单纯 Na^+ 通道阻滞剂抑制。

（3）Ca^{2+} 通道的阻滞：在先天性 Ca^{2+} 依赖性和心动过缓依赖性 TdP 中，维拉帕米可抑制心室过早除极并减少早期后除极振幅。

（4）镁：静脉用镁是临床上一种抑制 TdP 的安全有效的方法。其作用可能是通过阻断 Ca^{2+} 或 Na^+ 电流来实现的，与动作电位时程缩短无关。

（5）异丙肾上腺素注射：肾上腺素能刺激对先天性 LQTS 相关的 TdP 是禁忌的。但临床上，异丙肾上腺素注射对长间歇依赖性很强的 LQTS 经常是有效的。虽然小剂量可能增强早期后除极所需的除极电流，但大剂量可以增强外向 K^+ 电流，加快心率和复极，抑制早期后除极和 TdP。

（6）起搏：对先天性和后天性 LQTS 持续的超速电起搏是一种有效的治疗方法。可能因为加强了复极或阻止长的间歇，从而抑制早期后除极。

（7）肾上腺素能阻滞和交感神经节切除术：所有先天性 LQTS 可采用 β 受体阻滞剂治疗。有些权威专家认为高位左胸交感神经节切除术在单纯药物治疗失败的病例中可作为首选或辅助治疗。在心脏神经支配中占优势的左侧交感神经被认为是先天性 LQTS 的发病基础。在临床上，β 受体阻滞剂禁忌用于后天性 LQTS，因其可减慢心率。

（8）电复律器-除颤器的植入：伴有先天性 LQTS 的高危患者或不能去除诱因的后天性 LQTS 患者，可能需要埋植一个电复律器-除颤器。有复发性晕厥、有过心脏停搏而幸存的或内科治疗无效的患者应被视为高危患者。

（三）加速性室性自主心律

加速性室性自主心律又称为加速性室性自搏心律、室性自主性心动过速、非阵发性室性心动过速或心室自律过速、加速性室性逸搏心律、心室自搏性心动过速、缓慢的室性心动过速等。

加速性室性自主心律是由于心室的异位节律点自律性增高而接近或略微超过窦性起搏点的自律性而暂时控制心室的一种心动过速。其频率大多为 60～130 次/分。由于室性异位起搏点周围不存在保护性的传入阻滞，因此会受到主导节律的影响。只有当异位起搏点自律性增高又无传出阻滞并超过窦性心律的频率时，心电图才显示室性自主心律，一旦窦性心律的频率增快而超过异位起搏点的自律性即可激动心室而使这种心动过速被窦性心律取代。与折返性室速不同，加速性室性自主心律的心室搏动有逐渐"升温-冷却"的特征，不会突然发生或终止。由于其频率不快，与窦性心律接近，因此可与窦性心律竞争，出现心室夺获或室性融合波。

心电图特征是：①宽大畸形的 QRS 波群连续出现 3 个或 3 个以上，频率为60～130 次/分；②心动过速的持续时间较短，大多数患者的发作仅仅为 4～30 个心搏；③心动过速常常以舒张晚期的室性期前收缩或室性融合波开始，QRS 波群的前面无恒定的 P 波，部分 QRS 波群之后可见逆行性 P′波，有时以室性融合波结束，并随之过渡到窦性心律；④室速可与窦性心律交替出现，可出现心室夺获或室性融合波（图 5-7）。

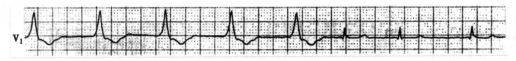

图 5-7 加速性室性自主心律

QRS 波群宽大畸形，心率 66 次/分，窦性激动夺获心室后，加速的室性心律被抑制

加速性室性自主心律在临床上比较少见，绝大多数发生在器质性心脏病如急性心肌梗死、心肌炎、洋地黄中毒或高钾血症等患者，偶见于正常人。在急性心肌梗死溶栓再灌注治疗时，若出现加速性室性自主心律，可视为治疗有效的指标之一。其发作时间短暂，多在 4～30 个室性心搏后消失，一般不会发展为心室颤动，也无明显血流动力学障碍，因此这类心律失常本身是良性的，预后较好，不需要治疗。治疗主要针对原有的基础心脏病。

（四）束支折返性室性心动过速

束支折返性室性心动过速是由左右束支作为折返环路的组成部分而构成的大折返性室性心动过速，其折返环由希氏束-普肯野系统和心室肌等组成，具有明确的解剖学基础。其心动过速也表现为持续性单形性室性心动过速。自从1980 年首次报道 1 例束支折返性心动过速以后，临床报道逐渐增多。一般仅见于器质性心脏病患者，最多见于中老年男性扩张型心肌病患者，也可见于缺血性心脏病、瓣膜病、肥厚型心肌病、Ebstein 畸形患者，此外也可见于希氏束-普肯野系统传导异常伴有或不伴有左心室功能异常患者。其发生率约占室性心动过速的 6%。因此，在临床上并不少见。

心电图上束支折返性室性心动过速发作时，频率较快，一般在 200 次/分以上，范围 170～250 次/分；多呈完全性左束支传导阻滞图形，电轴正常或左偏，少数可呈右束支传导阻滞图形（图 5-8）；若出现束支阻滞，心动过速即终止。平时室速不发作时，一般均有房室传导功能障碍，如 PR 间期延长，呈一度房室传导阻滞；QRS 波群增宽，多呈类似左束支传导阻滞图形。

由于绝大多数束支折返性室性心动过速患者都有较严重的器质性心脏病，

心功能常常有不同程度的恶化,因此一旦室速发作,患者常常有明显的临床症状,如心慌、胸闷、胸痛、低血压、黑蒙、晕厥,甚至发生心脏性猝死。体格检查主要是原发性心脏病的体征,束支折返性室性心动过速发作时,常常出现心功能不全的体征。其确诊有赖于心内电生理检查。束支折返性室性心动过速发作时如不能得到及时有效的控制,常常呈加速的趋势,易转化为心室扑动或心室颤动。

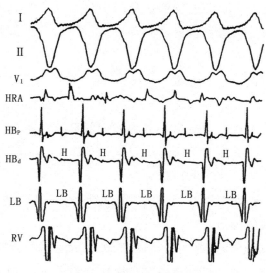

图 5-8　束支折返性室性心动过速

呈右束支阻滞型,束支折返性激动由右束支逆传,通过希氏束,然后经由左束支下传,希氏束电位(H)在左束支电位(LB)之前

束支折返性室性心动过速的治疗手段与其他类型室速相类似,但是药物疗效不佳;而射频导管消融阻断右束支是根治左束支传导阻滞型室速的首选方法,成功率近 100%;极少数患者需安装 ICD。

第二节　室上性心动过速

室上性心动过速(supraventricular tachycardia,SVT)是临床上最常见的心律失常之一。经典的定义是指异位快速激动形成和/或折返环路位于希氏束分叉以上的心动过速,传统上分为起源于心房和房室交界区的室上性快速性心律失常。包括许多起源部位、传导径路和电生理机制及临床表现、预后意义很不相同的一组心律失常。临床实践中,室上性心动过速包括多种类型,发生部位除了涉及心房、房室结、希氏束外,心室也参与房室折返性心动过速的形成,后者也归属于室上性心动过速的范畴。因此,有学者将其重新定义为激动的起源和维持需要心房或房室交界区参与的心动过速。

按照新定义,室上性心动过速包括窦房结折返性心动过速、房性心动过速、房室结折返性心动过速、房室折返性心动过速、房扑、房颤及其他旁路参与的心动过速。

心电图上室上性心动过速除了功能性和原有的束支阻滞、旁路前传引起QRS波群增宽(QRS时限≥0.12 s)外,表现为窄 QRS波群(QRS时限<0.12秒)。虽然室上性心动过速的名称应用较广,"窄 QRS波群心动过速"这一术语较之更合适,且有临床价值。从心电图形态上可以将窄 QRS波群心动过速和宽 QRS波群心动过速容易地区别开来。

电生理研究表明,室上性心动过速的发生机制包括折返性、自律性增高和触发活动,其中绝大多数为折返性。

本节主要叙述房室结折返性心动过速、房室折返性心动过速,及其他旁路参与的心动过速。窦房结折返性心动过速、房性心动过速、房扑和房颤在其他章节讨论。

一、房室结折返性心动过速

(一)病因

房室结折返性心动过速(atrioventricular nodal reentrant tachycardia,AVN-RT)是阵发性室上性心动过速(paroxysmal supraventricular tachycardia,PSVT)最常见的类型。患者通常无器质性心脏病的客观证据,不同年龄和性别均可发病,但 20~40 岁是大多数患者的首发年龄,多见于女性。

(二)发生机制

AVNRT 的电生理基础是房室结双径路(DAVNP)或多径路。Mines 在1913 年就首次提出 DAVNP 的概念,以后由 Moe 等证实在房室结内存在电生理特性不同的两条传导路径,其中一条传导速度快(AH 间期短),但不应期较长,称为快径路(β径路),另外一条传导速度慢(AH 间期长),但不应期较短,称为慢径路（α径路）。正常窦性心律时，心房激动沿快径路和慢径路同时下传，因快径路传导速度快，沿快径路下传的激动先抵达希氏束，当沿慢径路下传的激动抵达时，因希氏束正处于不应期而传导受阻。由于DAVNP（或多径路）的存在，并且传导速度和不应期不一致，分别构成折返环路的前向支和逆向支，一个适时的房性或室性期前刺激可诱发AVNRT。

AVNRT有3种不同的临床类型。一种是慢-快型，又称为常见型，其折返方式是激动沿慢径路前传、快径路逆传；另一种是快-慢型，又称为少见型，其折返方式是激动沿快径路前传、慢径路逆传。此外，还有一种慢-慢型，是罕见的类型，折返方式是激动沿一条慢径路前传、再沿另一条电生理特性不同的慢径路逆传。

典型的AVNRT（慢-快型）是最常见的类型，占90%。当一个适时的房性期前收缩下传恰逢快径路不应期时，激动不能沿快径路传导，但能沿不应期较短的慢径路缓慢传导，当激动抵达远端共同通路时，快径路因获得足够时间再次恢复应激性，激动从快径路远端逆传抵达近端共同通路，此时慢径路可再次应激折返形成环形运动。若反复折返便形成慢-快型AVNRT。

非典型AVNRT（快-慢型）较少见，占5%～10%。当快径路不应期短于慢径路，并且适时的房性期前收缩或程序期前刺激下传恰遇慢径路不应期时，激动便由快径路前传再沿慢径路逆传，若反复折返形成环形运动，则形成快-慢型AVNRT。

慢-慢型AVNRT的形成是由于多径路的存在，房性期前收缩下传恰逢快径路不应期而不能下传，只能沿慢径路下传，因快径路没有逆传功能或者不应期太长，激动便沿另一条慢径路逆传，若反复折返形成环形运动，则形成慢-慢型AVNRT。

DAVNP是否有解剖学基础一直存在争议。近年的研究显示，快径路纤维主要位于房室结前上方与心房肌相连，而慢径路纤维主要位于下后方与冠状窦口相连，两者在近端和远端分别形成近端、远端共同通路，组成折返环。导管消融的实践证实，在快、慢径路所在的区域进行消融能选择性地阻断快、慢径路的传导。由于房室结快、慢径路在组织学上尚无明显差别，目前仍然以房室结功能性纵向分离为主导学说进行解释，认为DAVNP可能与房室结的复杂结构形成了非均一的各向异性传导有关。

（三）临床表现

AVNRT 患者心动过速发作呈突然发作、突然终止的特点，症状包括心悸、紧张、焦虑，可出现心力衰竭、休克、心绞痛、眩晕甚至晕厥。症状的严重程度取决于心动过速的频率、持续时间及有无基础心脏病等。心动过速的频率通常在160～200 次/分，有时可低至 110 次/分、高达 240 次/分。每次发作持续时间为数秒至数小时，可反复发作。持续时间较长的患者常自行尝试通过兴奋迷走神经的方法终止心动过速，包括 Valsalva 动作、咳嗽、平躺后平静呼吸、刺激咽喉催吐等。

心脏体检听诊可发现规则快速的心率（律），心尖区第一心音无变化。

（四）心电图和电生理特点

1.慢-快型 AVNRT

（1）房性或室性期前收缩能诱发和终止心动过速，诱发心搏的 $P'R$ 间期或 AH 间期突然延长≥50 毫秒，呈 DAVNP 的跳跃现象（图 5-9～图 5-11）。

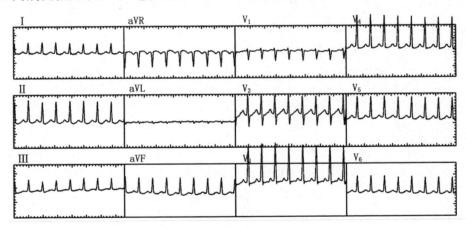

图 5-9　慢-快型 AVNRT（1）

心动过速 RR 周期匀齐，窄 QRS 波群，QRS 波群前后无逆行 P 波，V_1 导联出现假性 r′波

（2）心动过速呈窄 QRS 波群，少数因功能性或原有的束支阻滞，QRS 波群增宽（QRS 时限≥0.12 秒）、畸形；RR 周期匀齐，心室率大多在 160～200 次/分。

（3）由于快速逆传，心房、心室几乎同时除极，体表心电图 P' 波多埋藏在 QRS 波群中而无法辨认，少数情况下逆行 P' 波（Ⅱ、Ⅲ、aVF 导联倒置）位于

QRS 波群终末部分,在Ⅱ、Ⅲ、aVF 导联出现假性 S 波,在 V₁ 导联出现假性r′波,RP′间期<70 毫秒,RP′间期<P′R 间期。

(4)心动过速时逆行 A′波呈向心性激动,即最早心房激动点位于希氏束附近,希氏束电图上 VA 间期<70 毫秒。

(5)兴奋迷走神经、期前收缩或期前刺激可使心动过速终止。

(6)心动过速时,心房与心室多数呈 1∶1 传导关系。由于折返环路局限于房室交界区及其周围的组织,心房、希氏束和心室不是折返环的必需组成部分。因此,心动过速时房室和室房可出现文氏型和 2∶1 传导阻滞,或出现房室分离。

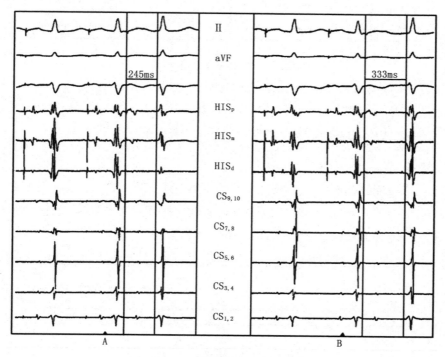

图 5-10　房室结跳跃性前传

同一病例,自上至下依次为体表心电图Ⅱ、aVF、V₁ 导联和希氏束近中远(HISp、HISm、HISd)和冠状静脉窦由近至远(CS9,10~CS1,2)心内记录。A 图为心房 S1S1/S1S2=500/290 毫秒刺激,AV 间期=245 毫秒;B 图为心房 S1S1/S1S2=500/280 毫秒刺激时房室结跳跃性前传,AV 间期=333 毫秒

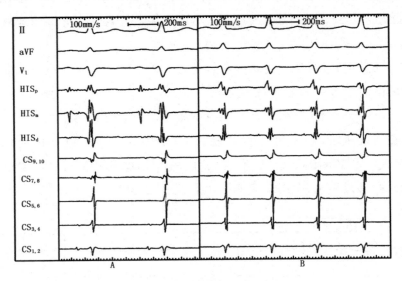

图 5-11　慢-快型 AVNRT（2）

同一病例，A 图为窦性心律记录，B 图为心动过速记录。心动过速周长 320 毫秒，
希氏束部位逆行心房激动最早，希氏束部位记录（HISd）呈 HAV 关系，VA 间期
＝0，HA 间期＝50 毫秒，AH 间期＝270 毫秒，符合典型 AVNRT 诊断

2.快-慢型 AVNRT

（1）不需要期前刺激，心率增快时即可诱发，且反复发作，发作时无 P′R 间期
或 AH 间期突然延长；房性或室性期前收缩也能诱发和终止心动过速，一些患者
可出现室房传导的跳跃现象（图 5-12～图 5-13）。

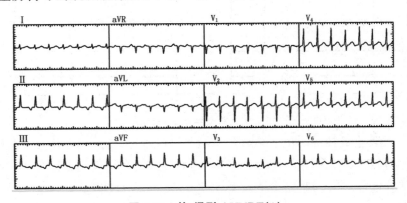

图 5-12　快-慢型 AVNRT（1）

心动过速周长 365 毫秒，RR 周期匀齐，窄 QRS 波群，Ⅱ、Ⅲ、aVF
导联 P 波倒置，aVL 导联 P 波直立，RP′间期＞P′R 间期

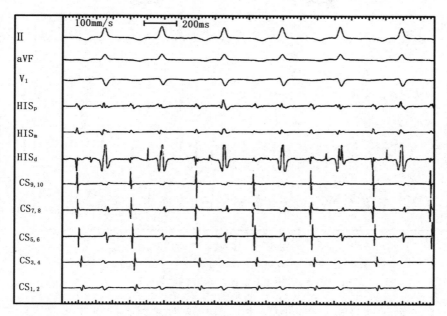

图 5-13　快-慢型 AVNRT(2)

同一病例,心动过速周长 365 毫秒,希氏束部位记录(HIS$_d$)呈 HVA 关系,HA 间期
＝270 毫秒,AH 间期＝95 毫秒,类似快-慢型 AVNRT,但是希氏束部位与冠状窦近端
的心房激动均为最早,不很符合快-慢型 AVNRT,可能与冠状静脉窦电极位置过深有关

(2)心动过速呈窄 QRS 波群,少数因功能性或原有的束支阻滞,QRS 波
群增宽(QRS 时限≥0.12 秒)、畸形;RR 周期匀齐,心室率大多在 100～
150 次/分。

(3)由于前传较快、逆传较慢,逆行 P′波(Ⅱ、Ⅲ、aVF 导联倒置)出现较
晚,与 T 波融合或在 T 波上,位于下一个 QRS 波群之前,故 RP′间期＞P′R
间期。

(4)心动过速时逆行 A′波的最早激动点位于冠状窦口附近,希氏束电图上
HA′间期＞A′H 间期。

(5)刺激迷走神经、期前收缩或期前刺激可使心动过速终止,药物治疗效果
较差,但可自行终止。

3.慢-慢型 AVNRT

(1)房性或室性期前收缩能诱发和终止心动过速,诱发心搏的 P′R 间期或
AH 间期突然延长≥50 毫秒,常有一次以上的跳跃现象(图 5-14)。

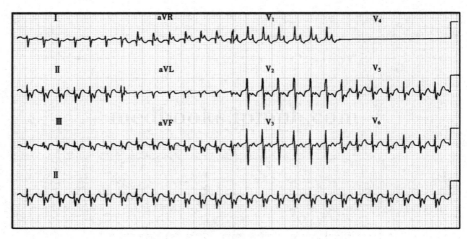

图 5-14 慢-慢型 AVNRT

心动过速周长 370 毫秒,RR 周期匀齐,窄 QRS 波群,Ⅱ、Ⅲ、aVF
导联 P 波倒置,V_1 导联 P 波直立,RP′间期＜P′R 间期

(2)心动过速呈窄 QRS 波群,少数因功能性或原有的束支阻滞,QRS 波群增宽(QRS 时限≥0.12 秒)、畸形;RR 周期匀齐。

(3)逆行 P′波(Ⅱ、Ⅲ、aVF 导联倒置)出现稍晚,位于 ST 段上,RP′间期＜P′R间期。

(4)心动过速时逆行 A′波的最早激动点位于冠状窦口附近,希氏束电图上HA′间期＞A′H 间期。

(五)治疗

1.急性发作的处理

根据患者有无器质性心脏病、既往的发作情况及患者的耐受程度作出适当的处理。有些患者仅需休息或镇静即可终止心动过速发作,有些患者采用兴奋迷走神经的方法就能终止发作,但大多数患者需要进一步的处理,包括药物治疗、食管心房调搏甚至直流电复律等。洋地黄制剂、钙通道阻滞剂、β 受体阻滞剂和腺苷等可通过抑制慢径路的前向传导而终止发作,Ⅰa、Ⅰc 类抗心律失常药物则通过抑制快径路的逆向传导而终止心动过速。

2.预防发作

频繁发作者可选用钙通道阻滞剂(维拉帕米)、β 受体阻滞剂(美托洛尔或比索洛尔)、Ⅰc 类抗心律失常药物(普罗帕酮)、洋地黄制剂等作为预防用药。

3.射频导管消融

反复发作、症状明显而又不愿服药或不能耐受药物不良反应的患者,进行射频导管消融能达到根治的目的,是治疗的首选。目前,AVNRT 的射频导管消融治疗成功率达 98% 以上,复发率低于 5%,二度和三度房室传导阻滞的发生率低于 1%。

二、房室折返性心动过速

房室折返性心动过速(atrioventricular reentrant tachycardia,AVRT)是预激综合征最常见的快速性心律失常。其发生机制是由于预激房室旁路参与房室折返环的形成。折返环包括心房、房室交界区、希普系统、心室和旁路。按照折返过程中激动的运行方向,AVRT 分为两种类型:顺向型房室折返性心动过速(orthodromic AVRT,O-AVRT)和逆向型房室折返性心动过速(antidromic AVRT,A-AVRT)。前者的折返激动运行方向是沿房室交界区、希普系统前向激动心室,然后沿房室旁路逆向激动心房;后者的折返激动运行方向正相反,经房室旁路前向激动心室,然后经希普系统、房室交界区逆向传导或沿另一条旁路逆向激动心房。

房室旁路及其参与的 AVRT 具有以下电生理特征:①心室刺激时,房室旁路的室房传导表现为"全或无"的传导形式,而无文氏现象。②心室刺激或心动过速发作时,室房传导呈偏心性,即希氏束旁记录的 A 波激动较其他部位晚(希氏束旁旁路例外)。③心动过速发作时,在希氏束不应期给予心室期前收缩刺激,可提早激动心房。④心动过速发作时,体表心电图大多可见逆传 P 波,且 RP′ 间期 > 80 毫秒。⑤发生旁路同侧束支阻滞时,心动过速的心率减慢。⑥心房和心室是折返环的组成部分,两者均参与心动过速,不可能合并房室传导阻滞。

(一)顺向型房室折返性心动过速

O-AVRT 是预激综合征最常见的心动过速,占 AVRT 的 90%~95%。房室交界区和希普系统作为折返环的前传支,而房室旁路作为逆传支。心动过速多由房性(或室性)期前收缩诱发,一个适合的房性期前收缩恰好遇到旁路的不应期,在旁路形成单向阻滞,而由房室交界区下传心室,由于激动在房室交界区传导缓慢,心室除极后旁路已脱离不应期恢复了传导性,激动便沿旁路逆传激动心房,形成折返回波,如反复折返即形成 O-AVRT。

心电图表现:心室律规则,频率通常在 150~240 次/分;QRS 波群时限正常(除非有功能性或原有束支阻滞),无 δ 波;如出现逆行 P′ 波,则逆行 P′ 波紧随 QRS 波群之后,RP′ 间期 < P′R 间期(图 5-15)。

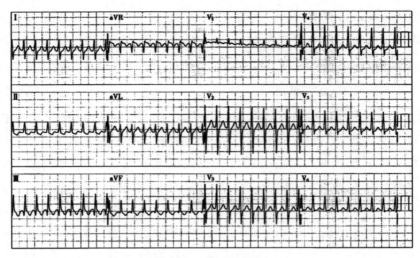

图 5-15   O-AVRT(1)

RR 周期匀齐，窄 QRS 波群，在 Ⅱ、aVF 导联 QRS 波群后隐约可见 P 波

本型应与 P′波位于 QRS 波群之后的慢-快型 AVNRT 鉴别。后者心动过速时心电图 RP′间期及希氏束电图上 VA 间期<70 毫秒，逆行 A′波呈向心性激动，即最早心房激动点位于希氏束附近；而 O-AVRT 患者心动过速时心电图 RP′间期及希氏束电图上 VA 间期大多>80 毫秒，逆行 A′波呈偏心性激动（图 5-16）。

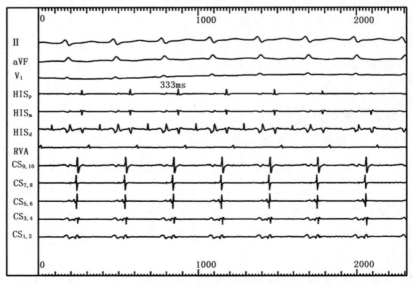

图 5-16   O-AVRT(2)

同一病例，心动过速时，可见 CS7,8 记录的逆行心房激动最早，希氏束部位逆行激动较晚

(二)逆向型房室折返性心动过速

A-AVRT 是预激综合征较少见的心动过速,占 AVRT 的 5％～10％,有此类心动过速发作的患者多旁路的发生率较高。其发生机制与 O-AVRT 相似,心动过速多由房性(或室性)期前收缩诱发,房室旁路作为折返环的前传支,而逆传支可以是房室交界区、希普系统,但更多见的是另一条旁路作为逆传支,因此多旁路折返是 A-AVRT 的重要特征。期前收缩诱发 A-AVRT 需具备以下条件:完整的旁路传导、房室交界区或希普系统的前向阻滞、完整的房室交界区和希普系统逆向传导功能。

心电图表现:心室律规则,频率通常在 150～240 次/分;QRS 波群宽大、畸形,起始部分可见到 δ 波;如出现逆行 P′波,则逆行 P′波在下一个 QRS 波群之前,RP′间期>P′R 间期(图 5-17)。

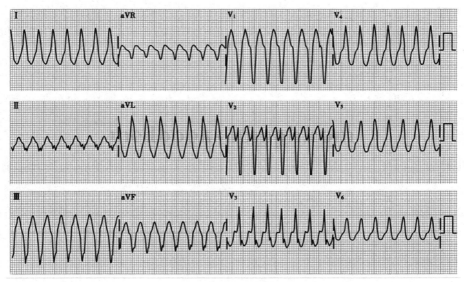

图 5-17 A-AVRT

一例右后侧壁显性旁路前传发生逆向型 AVRT,呈完全预激图形

本型因 QRS 波群为完全预激图形难与室性心动过速鉴别。如心动过速时 P 波在宽 QRS 波群之前而窦性心律的心电图表现为心室预激,则提示 A-AVRT 的诊断;如心动过速时出现房室分离或二度房室传导阻滞则可排除 AVRT 的诊断。

(三)治疗

AVRT 的治疗包括心动过速发作期的治疗及非发作期的治疗两方面。治疗方法有药物治疗、物理治疗、导管消融和外科手术等。

AVRT 发作时的治疗原则是采取有效的措施终止心动过速或控制心室率。多数患者在心动过速发作后的短时间内不会复发，部分患者可反复发作，或发作后心室率很快，血流动力学不稳定或症状严重，应选择适当的治疗预防复发。心动过速发作频繁、临床症状严重、抗心律失常药物治疗无效或不愿接受药物治疗的患者，可施行射频导管消融房室旁路以达到根治的目的。并存先天性心脏病或其他需外科手术纠治的器质性心脏病患者，在外科治疗前可试行射频导管消融，成功阻断房室旁路可降低外科治疗的难度、缩短手术时间。

1.药物治疗

药物治疗是目前终止 AVRT 发作或者减慢心动过速心率的主要方法。

(1)O-AVRT：电生理检查和临床观察心动过速的终止证实房室交界区是大多数 O-AVRT 的薄弱环节，有效抑制房室交界区传导的药物更易终止心动过速发作。希普系统、房室旁路、心房、心室也是折返环的必需成分，抑制这些部位的药物也可终止心动过速的发作。

腺苷或三磷酸腺苷（ATP）、钙通道阻滞剂、β 受体阻滞剂、洋地黄制剂、升压药物等，通过抑制房室交界区的前向传导终止心动过速的发作；而普罗帕酮、胺碘酮等通过抑制 O-AVRT 折返环的多个部位终止心动过速的发作。

(2)A-AVRT：A-AVRT 的药物治疗不同于 O-AVRT。单纯抑制房室交界区传导的药物对 O-AVRT 有良好的效果，但对 A-AVRT 的治疗作用较差甚至有害。一方面，多数 A-AVRT 系多房室旁路折返，房室交界区和希普系统不是心动过速的必需成分；另一方面，多数抑制房室交界区的药物对其逆向传导的抑制作用不如对前向传导的抑制作用强，单纯抑制房室交界区效果也欠佳。因此，药物治疗应针对房室旁路。

Ⅰa、Ⅰc 和Ⅲ类抗心律失常药物均可抑制房室旁路的传导，其中以普鲁卡因胺、普罗帕酮、胺碘酮较常用。这 3 种药物除可抑制房室旁路传导外，还可抑制房室交界区的传导。国内常以普罗帕酮、胺碘酮为首选终止 A-AVRT 的发作。A-AVRT 常对血流动力学有影响，所以对于心动过速引起血压下降、心功能不全、心绞痛，或既往有晕厥病史的患者，当药物不能及时有效终止心动过速时，应考虑体表直流电复律。有效复律后应继续使用抗心律失常药物以预防复发。

2.物理治疗

主要有手法终止 O-AVRT、心脏电脉冲刺激、体表直流电复律。

(1)手法终止 O-AVRT：某些手法如 Valsalva 动作、咳嗽、刺激咽喉催吐等通过兴奋刺激迷走神经以抑制房室交界区的传导,使部分患者 O-AVRT 终止于房室交界区。

(2)心脏电脉冲刺激:主要机制是利用适时的刺激引起心房或心室侵入心动过速折返环的可激动间隙,造成前向或逆向阻滞而使心动过速终止。

食管心房调搏刺激终止 AVRT 成功率达 95% 以上,操作简便、安全,是终止 AVRT 的有效方法。但该技术并没有作为 AVRT 患者的常规治疗措施,大多数时候只是在药物治疗无效时才考虑使用。

食管心房调搏终止 AVRT 的适应证有:①抗心律失常药物治疗无效的 AVRT,尤其是经药物治疗后心动过速频率减慢但不终止者,此时食管心房调搏易使心动过速终止并转复为窦性心律。②并存有窦房结功能障碍或部分老年人,尤其是既往药物治疗心动过速后继发严重窦性心动过缓、窦性停搏或窦房传导阻滞者,或者心动过速自发终止后出现黑蒙或晕厥者,这类患者宜选择食管心房调搏终止心动过速,如果心动过速终止后继发心动过缓,可经食管临时起搏予以保护。③部分血流动力学稳定的宽 QRS 波群心动过速,食管心房刺激前可记录食管心电图,了解心动过速的房室激动关系以帮助诊断,也可根据食管心房刺激能终止心动过速来排除室性心动过速。④并存器质性心脏病或 AVRT 诱发的心功能不全,药物治疗有可能进一步抑制心功能,此时可选择食管心房调搏终止心动过速。

刺激的方式可选择短阵(8～10 次)猝发脉冲刺激(较心动过速频率快 20～40 次),如不能终止心动过速,可重复多次或换用其他刺激方式如程控期前刺激,大多能奏效。

(3)体表直流电复律:是各种快速性心律失常引起血流动力学异常的首选措施。主要适用于 AVRT 频率较快伴有血压下降、心功能不全等需立即终止心动过速或各种治疗方法无效者(非常少见)。

3.外科手术

最早的非药物治疗是外科开胸手术切断旁路,此后又经历了 20 世纪 80 年代的直流电消融房室交界区或直接毁损旁路,但效果不令人满意且并发症较多,目前已基本被射频导管消融取代。

4.射频导管消融

1985 年以后开展的射频导管消融治疗可有效阻断房室旁路,具有成功率高、并发症少等诸多优点,且技术已相当成熟,是目前国内许多大型医疗机构治疗预激综合征合并房室折返性心动过速及房颤的首选治疗。

第三节　房室传导阻滞

房室间的传导障碍统称房室传导阻滞,是指冲动从心房传到心室的过程中异常延迟,传导被部分阻断或完全阻断。

房室传导过程中(即心房内、房室结、房室束及束支-普肯野系统),任何部位的传导阻滞都可以引起房室传导阻滞。从解剖生理的角度看,房室结、房室束与束支的近端为传导阻滞的好发部位。房室结的结区传导速度慢而且不均匀,房室束的主干(或称穿入部分)位于两个房室瓣的瓣环间,手术损伤、先天性缺损或瓣环钙化均可累及这个部分,并且房室束的主干、分支、终末部分及左束支前后分支与右束支的近端均呈小束支状,范围不大的病变可以累及全支,甚至同时累及二、三支。

来自心房的冲动经房室束及三分支快速地同时传导至左右心室。三分支的一支或两支传导阻滞并不引起房室传导阻滞,当三分支同时发生同等或不同程度的传导阻滞时,可以形成不同程度的房室传导阻滞合并束支传导阻滞。

房室传导阻滞的分类:①按照阻滞程度分类,分为不全性与完全性房室传导阻滞;②按照阻滞部位分类,分为房室束分支以上与房室束分支以下阻滞两类,其病因、临床表现、发病规律和治疗各不相同;③按照病程分类,分为急性和慢性房室传导阻滞,慢性还可以分为间断发作型与持续发作型。④按照病因分类,分为先天性与后天性房室传导阻滞。从临床角度看,按阻滞程度和阻滞部位分类不但有利于估计阻滞的病因、病变范围和发展规律,还能指导治疗,比较切合临床实际。

一、病因

(一)先天性房室传导阻滞

主要见于孤立性先天性房室传导阻滞、合并其他心脏畸形的先天性心脏传导系统缺损、Kearns-Sayre 综合征。

(二)原发性房室传导阻滞

主要见于特发性双束支纤维化、特发性心脏支架退行性变。

（三）继发性房室传导阻滞

主要见于各种急性心肌炎性病变（如急性风湿热、细菌性和病毒性心肌炎）、急性心肌缺血或坏死性病变（如急性心肌梗死）、迷走神经功能亢进、缺氧、电解质紊乱（如高血钾）、药物作用（如洋地黄、奎尼丁、普鲁卡因胺等）、损伤性病变（心脏外科手术及射频消融术）及传导系统钙化等原因导致的房室传导阻滞。

儿童及青少年房室传导阻滞的主要原因为急性心肌炎和炎症所致的纤维性病变，少数为先天性。老年人持续房室传导阻滞的病因以原因不明的传导系统退行性变较为多见。

二、病理

一度及二度 Ⅰ 型房室传导阻滞，其阻滞部位多在房室结（或房室束），病理改变多不明显或为暂时性的房室结缺血、缺氧、水肿或轻度炎症；二度 Ⅱ 型房室传导阻滞部位多在两侧束支；三度房室传导阻滞部位多在两侧束支，病理改变较广泛而严重，且持久存在，包括传导系统的炎症或局限性纤维化。急性大面积心肌梗死时，累及房室束、左右束支，引起坏死的病理改变。如果病理改变为可逆的，则阻滞可以在短期内恢复，否则呈持续性。此外，先天性房室传导阻滞患者中可见房室结或房室束的传导组织完全中断或缺如。

三、分型

房室传导阻滞可以发生在窦性心律或房性、交界性、室性异位心律中。冲动自心房向心室方向发生传导阻滞（前向传导或下传阻滞）时，心电图表现为 PR 间期延长，或部分甚至全部 P 波后无 QRS 波群。

（一）一度房室传导阻滞

一度房室传导阻滞（A-VB）是指激动从窦房结发出后，可以经心房传导到心室，并产生规则的心室律，仅传导时间延长。心电图上 PR 间期在成人超过 0.20 秒，老年人超过 0.21 秒，儿童超过 0.18 秒。一度房室传导阻滞可以发生于心房、房室结、房室束、左右束支及末梢纤维的传导系统中的任何部位。据统计发生在房室结的阻滞约占 90%，因为房室结的传导纤维呈网状交错，激动在传导中相互干扰，易使传导延迟。在房室束中，由于传导纤维呈纵行排列，所以传导速度较快，正常不易受到阻滞，但在房室束发生病变时，也可使房室传导延迟。发生在束支及末梢部位的阻滞约占 6%，发生机制多为传导系统相对不应期的病理性延长。心房率的加速或颈动脉窦按摩引起的迷走神经张力增高可导致一度房室传导阻滞转化为二度Ⅰ型房室传导阻滞,反之,二度Ⅰ型房室传导阻滞在窦性心律减慢时可以演变为一度房室传导阻滞。

1.心电图特点

PR间期大于0.20秒,每次窦性激动都能传到心室,即每个P波后都有一个下传的QRS波(图5-18)。PR间期显著延长时,P波可以隐伏在前一个心搏的T波内,引起T波增高、畸形、切迹,或延长超过PP间距,而形成一个P波越过另一个P波传导。后者多见于快速房性异位心律。显著窦性心律不齐伴二度Ⅰ型房室传导阻滞时,PR间期可以随着其前面的RP间期的长或短而相应地缩短或延长。如果体表心电图显示QRS波群的时间与形态正常,则房室传导延迟几乎均发生于房室结,而非希氏束本身;如果QRS波群呈现束支阻滞图形,传导延迟可能发生于房室结和/或希普系统,希氏束电图有助于后一类型的传导阻滞的正确定位。

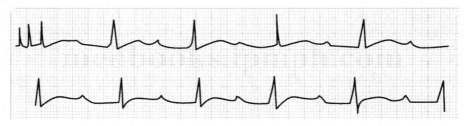

图5-18 一度房室传导阻滞

2.希氏束电图特点

希氏束电图可反映阻滞部位:①心房内阻滞:PA间期>60毫秒,而AH和HV间期都正常;②房室结传导阻滞(最常见):AH间期延长(>140毫秒),而PA、HV间期正常;③希氏束内阻滞:HH′间期延长(>20毫秒);④束支阻滞:HV间期延长>60毫秒。

3.鉴别希氏束近端阻滞与希氏束远端阻滞的临床意义

绝大多数一度房室传导阻滞是希氏束近端阻滞,见于各种感染性心肌炎、风心病和冠心病患者,或迷走神经张力亢进的正常人,表现为AH间期延长而HV间期正常,预后良好。而当希氏束电图示HV间期延长,则提示希氏束远端阻滞,预后较前者差。

(二)二度房室传导阻滞

二度房室传导阻滞是激动自心房至心室的传导有中断,即一部分室上性激动因阻滞而发生QRS波群脱漏,同时也可伴有房室传导的现象,属于不完全性房室传导阻滞中最常见的一种类型。P波与QRS波群可成规则的比例(如

3∶1,5∶4等)或不规则比例。二度房室传导阻滞的心电图表现可以分为两型,即莫氏Ⅰ型(MobitzⅠ型)和莫氏Ⅱ型(MobitzⅡ型)。

1.莫氏Ⅰ型房室传导阻滞

莫氏Ⅰ型房室传导阻滞又称文氏型阻滞。心电图的基本特点是PR间期逐渐延长,以致出现一个P波后的QRS波脱漏,其后的PR间期重新回到最短(可以正常,也可不正常)。从PR间期最短的心动周期开始到出现QRS波脱漏的心动周期为止,称为一个文氏周期。这种文氏周期反复出现,称为文氏现象。

(1)心电图特点:P波和下传的QRS波的比例可以用数字表示,如4∶3阻滞,表示每4个P波有3个下传,脱漏1个。其特征可归纳为:①PR间期逐渐延长,直至脱漏一次,脱漏前PR间期最长,脱漏后的PR间期最短;②PR间期逐渐延长的增加量逐次减少,由此出现RR间期逐渐缩短的现象;③含有未下传的QRS波的RR间期小于最短的RR间期的2倍(图5-19)。

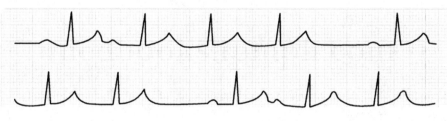

图5-19　二度Ⅰ型房室传导阻滞

(2)希氏束电图特点:莫氏Ⅰ型房室传导阻滞的部位约80%在希氏束的近端,表现为AH间期进行性延长,直至完全阻滞,而HV间期正常。少数患者也可以在希氏束本身或希氏束远端阻滞,H-H'间期或HV逐渐延长直至完全阻滞。

(3)临床意义:注意鉴别不典型的文氏阻滞。对于PR间期不是逐渐延长而是相对稳定的文氏阻滞,易误诊为莫氏Ⅱ型房室传导阻滞,此时应仔细测量QRS波脱落前的一个PR间期与脱落后的一个PR间期,如果后者短于前者,应属于莫氏Ⅰ型房室传导阻滞。莫氏Ⅰ型房室传导阻滞一般预后良好,只需针对病因治疗而不需要特殊处理。对于远端阻滞而伴有晕厥等临床症状者,应引起重视,随访观察。

2.莫氏Ⅱ型房室传导阻滞

房、室呈比例的传导中断,多发生于房室结以下的传导系统病变时,其次为房室结,主要由于心脏的传导系统绝对不应期呈病理性延长,少数的相对不应期也有延长,致使PR间期延长。如房室呈3∶1或3∶1以上阻滞,称为高度房室传导阻滞。

（1）心电图特点：PR 间期固定（多数情况下 PR 间期正常，但也可以延长），若干个心动周期后出现一个 QRS 波脱漏，长 RR 间期等于短 RR 间期的 2 倍。房室传导比例可固定，如 3：1 或 3：2，也可不定，如 3：2 到 5：4 等。下传的 QRS 波可正常或宽大畸形（图 5-20）。

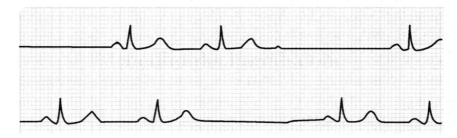

图 5-20　二度Ⅱ型房室传导阻滞

（2）希氏束电图特点：莫氏Ⅱ型阻滞部位大多在希氏束远端，约占 70%。①希氏束近端阻滞的特点：AH 间期延长，但下传的 HV 间期正常，QRS 波也正常，说明冲动可下传，在房室结呈不完全阻滞，而 QRS 波不能下传时 A 波后无 V 波，无 V 波。②希氏束远端阻滞：AH 间期正常，HV 间期延长，冲动不能下传时，心搏的 H 波后无 V 波。

（3）临床意义：莫氏Ⅱ型房室传导阻滞多发生在希氏束远端，常为广泛的不可逆性病变所致，易发展为持续的高度或完全性房室传导阻滞。预后较莫氏Ⅰ型房室传导阻滞差，有晕厥者需安装心脏起搏器治疗。

莫氏Ⅰ型和莫氏Ⅱ型房室传导阻滞需进行鉴别，尽管两者都属于二度房室传导阻滞，但是由于阻滞部位多不相同，前者大部分在房室结，而后者几乎都在希氏束-普肯野系统，因而，两者的治疗和预后显著不同。在心电图中的鉴别关键是有下传的 QRS 波的 PR 间期是否恒定。在 PP 间期恒定的情况下，凡 PR 间期固定不变者，可判断为莫氏Ⅱ型房室传导阻滞。如果 PP 间期不恒定，PR 间期在莫氏Ⅱ型房室传导阻滞中的变化也不会超过 5 毫秒。具体鉴别见表 5-2。

表 5-2　二度房室传导阻Ⅰ型和Ⅱ型的比较

	Ⅰ型	Ⅱ型
病变性质	多见于功能改变、炎症、水肿	多见于坏死、纤维化、钙化、退行性病变
病因	下壁心肌梗死、心肌炎、药物、迷走神经功能亢进	前间壁心肌梗死、原发性传导系统疾病、心肌病

续表

	Ⅰ型	Ⅱ型
PR 间期	脱漏前 PR 间期逐渐延长,至少脱漏前 PR 间期比脱漏后的第一次 PR 间期延长	下传搏动的 PR 间期固定
QRS 波群	多正常	长宽大畸形(可呈束支阻滞图形)
对血流动力学影响	较少,症状不明显	较严重,可出现晕厥、黑蒙、阿-斯综合征
治疗	病因治疗,一般不需人工起搏器	病因治疗和对症治疗,必要时考虑人工起搏
预后	常为一过性,多能恢复,预后较好	多为永久性并进行性加重,预后较差

(三)近乎完全性房室传导阻滞

绝大多数 P 波后无 QRS 波群,心室基本由房室交界处或心室自主心律控制,QRS 波群形态正常或呈束支传导阻滞型畸形增宽。在少数 P 波后有 QRS 波群,形成一个较交界处或心室自主心律提早的心搏,称为心室夺获。心室夺获的 QRS 波群形态与交界处的自主心律相同,而与心室自主心律不同。

(四)三度房室传导阻滞

三度房室传导阻滞又称完全性房室传导阻滞。心房的冲动完全不能下传到心室,因此心房受窦房结或房颤、房扑、房速控制而独自搏动,心室则受阻滞部位以下的逸搏点控制,形成缓慢而匀齐的搏动,在心电图表现为 P 波与 QRS 波完全无关,各自搏动的现象,即房室分离。

三度房室传导阻滞多发生在房室交界部,房室束分叉以上(高位)约占28%,房室束分叉以下(低位)约占 72%。三度房室传导阻滞多为严重的传导系统病变,少数为暂时性的完全性房室传导阻滞,多为高位阻滞,即 QRS 波群不增宽,可由传导系统暂时缺血引起。而低位的完全性房室传导阻滞 QRS 波群增宽畸形,且心室频率缓慢,几乎都是持久性的完全性房室传导阻滞。常见于冠心病、心肌炎后心肌病变、心脏手术后或其他器质性心脏病等。

1.心电图特点

心房激动完全不能下传到心室。即全部 P 波不能下传,P 波和 QRS 波没有固定关系,PP 间距和RR 间距基本规则,心房频率较快,PP 间期较短,而心室由低位起搏点激动,心室频率缓慢,每分钟 30～50 次。心室自主心律的 QRS 波群形态与心室起搏部位有关。如果完全阻滞在房室结内,则起搏点在希氏束附近,心电图特点是 QRS 波不宽,心室率在 40 次/分以上。如果完全阻滞在希氏束以下或三束支处,则起搏点低,QRS 波增宽畸形,心室率在 40 次/分以下,且易伴发室性心律失常(图 5-21,图 5-22)。如起搏点位于左束支,QRS 波群呈右束支传导阻滞型;如起搏点位于右束支,QRS 波群呈左束支传导阻滞型。心室起搏点不稳定时,QRS 波形态和 RR 间距可多变。心室起搏点自律功能暂停则引起心室停搏,心电图上仅表现为一系列 P 波。在房颤的心电图中,如果出现全部导联中 RR 间期都相等,则应考虑有三度房室传导阻滞的存在。完全性房室传导阻滞时偶有短暂的超常传导表现。心电图表现为一次交界处或心室逸搏后出现一次或数次 P 波下传至心室的现象,称为韦金斯基现象。发生机制为逸搏作为对房室传导阻滞部位的刺激,可使该处心肌细胞的阈电位降低,应激性增高,传导功能短暂改善。

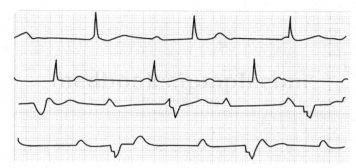

图 5-21　三度房室传导阻滞

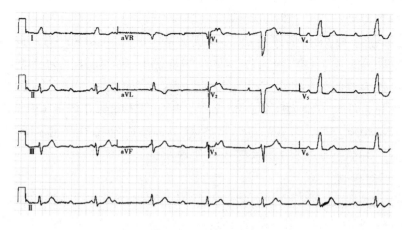

图 5-22　心电图诊断

1.窦性心律不齐;2.三度房室传导阻滞,室性逸搏心律

2.希氏束电图特点

完全性房室传导阻滞的希氏束电图可以确定阻滞的具体部位,分为希氏束近端、希氏束内和希氏束远端。

(1)希氏束近端阻滞:少见,多为先天性疾病引起。希氏束电图表现为 AH 阻滞(房室结内阻滞),A 波后无 H 波,而 V 波前有 H 波,HV 固定,A 波与 V 波无固定关系。

(2)希氏束内阻滞:A 波后有 H 波,AH 固定且正常,A 波与 V 波无关,HH′ 中断,每个 V 波前有 H′波,V 波可以正常。

(3)希氏束远端阻滞:表现为 HV 阻滞,绝大多数为完全性房室传导阻滞。特征为 A 波后无 V 波,AH 固定,但 H 波不能下传,其后无 V 波,完全阻滞于 HV 之间。

3.鉴别诊断

希氏束近端阻滞和远端阻滞的鉴别。①临床症状:有晕厥或阿-斯综合征者,多为希氏束远端阻滞;长期稳定,症状轻的多为希氏束近端阻滞。②心电图 QRS 波宽大畸形者多为远端阻滞,而 QRS 波小于 0.11 秒多为近端阻滞。③室性逸搏心率>45 次/分多为近端阻滞,而心率在 40 次/分左右或以下者多为远端阻滞。三度房室传导阻滞还应与干扰性房室分离相鉴别,后者是一种生理性传导阻滞。二者的鉴别要点在于前者的心房率大于心室率,而后者的心房率小于心室率。

四、临床表现

一度房室传导阻滞很少有症状,听诊第一心音可略减弱。二度房室传导阻滞可有心脏停顿或心悸感,听诊可有心音脱漏,脉搏也相应脱漏,心室率缓慢时可有头晕、乏力、易疲倦、活动后气促,甚至短暂晕厥。三度房室传导阻滞时症状较明显,除上述症状外,还可以进一步出现心脑供血不足的表现,如智力减退、心力衰竭等。三度房室传导阻滞造成血流动力学的影响取决于心室逸搏频率的快慢。在希氏束分支以上的三度房室传导阻滞起搏点频率较快,可达 40~60 次/分,且心室除极顺序正常,对血流动力学影响较小,患者多不出现晕厥。而在希氏束分支以下的三度房室传导阻滞,逸搏心率缓慢,20~40 次/分,甚至更低,且心室收缩协调性差,血流动力学影响显著,患者出现晕厥、阿-斯综合征,甚至猝死,此外尚可有收缩压增高、脉压增宽、颈静脉搏动、心音不一致,及心脏增大等体征,偶可闻及心房音。三度房室传导阻滞的特异性体征是心室率缓慢且规则,并伴有第一心音强弱不等,特别是突然出现的增强的第一心音,即"大炮音",是由于房室收缩不同步造成的,当房室收缩相距较近时(PR 间期 0.04～0.10 秒),第一心音明显增强。

心室率过慢、心室起搏点不稳定或心室停搏时,可有短暂的意识丧失。当心室停搏较长时间,可出现晕厥、抽搐和发绀,即所谓的阿-斯综合征发作。迅速恢复心室自主心率可立即终止发作,神志也可立即恢复,否则将导致死亡。

五、治疗

房室传导阻滞的治疗方法原则上取决于房室传导阻滞发生的原因(病因是否能消除)、病程(急性还是慢性)、阻滞的程度(完全性阻滞还是不完全性阻滞)及伴随症状。房室束分支以上阻滞形成的一至二度房室传导阻滞并不影响血流动力学状态,主要针对病因治疗。房室束分支以下阻滞者,不论是否引起房室传导阻滞,均必须结合临床表现和阻滞的发展情况慎重考虑电起搏治疗。

急性房室传导阻滞的病因常为急性下壁心肌梗死,急性心肌炎或其他心外因素,如药物影响或电解质紊乱等。多数情况传导系统的损伤是可以恢复的。因此,对于无明显血流动力学障碍的一度或二度Ⅰ型房室传导阻滞可以不必处理。二度Ⅱ型和三度房室传导阻滞应根据阻滞部位和心室率采取相应的措施。如果心率能达到 50 次/分、QRS 波正常者,可以给予阿托品,每 4 小时口服 0.3 mg,尤其适于迷走神经张力过高引起的阻滞,必要时肌内或静脉注射,每4～6 小时 0.5～1.0 mg;对于血压偏低的患者可以选用异丙肾上腺素滴注;对于心室率不足 40 次/分、QRS 波宽大畸形者,房室传导阻滞部位在希氏束以下的,对药物反应差,应考虑临时起搏器治疗。预防或治疗房室传导阻滞引起的阿-斯综合征发作,宜用异丙肾上腺素溶液静脉滴注,使心率控制在 60～70 次/分。

慢性房室传导阻滞的治疗,主要视阻滞部位、阻滞程度及伴随症状而定,无症状的一度或二度Ⅰ型房室传导阻滞一般不需治疗。若下传的 QRS 波宽大,不能排除有双束支阻滞的,应加强观察,定期随访,必要时进行心电生理检查,特别是已经发生晕厥的患者。慢性二度Ⅱ型房室传导阻滞,因阻滞部位多在希氏束分支以下,心室率缓慢,常伴有头晕、乏力等症状,当发展为三度房室传导阻滞时,易发生阿-斯综合征,故应早期植入永久起搏器治疗。慢性三度房室传导阻滞,心室率不超过 60 次/分,在希氏束分支以下者心率仅为 20～40 次/分,可频繁发生晕厥,应尽快安装永久心脏起搏器治疗。

心力衰竭

第一节　急性左心衰竭

急性心力衰竭（AHF）是临床医师面临的最常见的心脏急症之一。许多国家随着人口老龄化及急性心肌梗死患者存活率的升高,慢性心力衰竭患者的数量快速增长,同时也增加了心功能失代偿患者的数量。AHF 60%～70%是由冠心病所致,尤其是在老年人。在年轻患者,AHF 的原因更多见于扩张型心肌病、心律失常、先天性或瓣膜性心脏病、心肌炎等。

一、急性心力衰竭的临床表现

AHF 是指由于心脏功能异常而出现的急性临床发作。无论既往有无心脏病病史,均可发生。心功能异常可以是收缩功能异常,亦可为舒张功能异常,还可以是心律失常或心脏前负荷和后负荷失调。它通常是致命的,需要紧急治疗。

急性心力衰竭可以在既往没有心功能异常者首次发病,也可以是慢性心力衰竭（CHF）的急性失代偿。急性心力衰竭患者的临床表现如下。

(一)基础心血管疾病的病史和表现

大多数患者有各种心脏病的病史,存在引起急性心力衰竭的各种病因。老年人中的主要病因为冠心病、高血压和老年性退行性心瓣膜病,而在年轻人中多由风湿性心瓣膜病、扩张型心肌病、急性重症心肌炎等所致。

(二)诱发因素

常见的诱因有:①慢性心力衰竭药物治疗缺乏依从性;②心脏容量超负荷;③严重感染,尤其肺炎和败血症;④严重颅脑损害或剧烈的精神心理紧张与波动;⑤大手术后;⑥肾功能减退;⑦急性心律失常如室性心动过速(室速)、心室颤动

(室颤)、心房颤动(房颤)或心房扑动(房扑)伴快速心室率、室上性心动过速及严重的心动过缓等;⑧支气管哮喘发作;⑨肺栓塞;⑩高心排血量综合征,如甲状腺功能亢进危象、严重贫血等;⑪应用负性肌力药物如维拉帕米、地尔硫䓬、β受体阻滞剂等;⑫应用非类固醇消炎药;⑬心肌缺血;⑭老年急性舒张功能减退;⑮吸毒;⑯酗酒;⑰嗜铬细胞瘤。这些诱因使心功能原来尚可代偿的患者骤发心力衰竭,或者使已有心力衰竭的患者病情加重。

(三)早期表现

原来心功能正常的患者出现急性失代偿的心力衰竭(首发或慢性心力衰竭急性失代偿)伴有急性心力衰竭的症状和体征,出现原因不明的疲乏或运动耐力明显降低及心率增加 15～20 次/分,可能是左心功能降低的最早期征兆。继续发展可出现劳力性呼吸困难、夜间阵发性呼吸困难、睡觉需用枕头抬高头部等,检查可发现左心室增大、闻及舒张早期或中期奔马律、肺动脉第二音亢进、两肺尤其肺底部有细湿啰音,还可有干性啰音和哮鸣音,提示已有左心功能障碍。

(四)急性肺水肿

起病急骤,病情可迅速发展至危重状态。突发的严重呼吸困难、端坐呼吸、喘息不止、烦躁不安并有恐惧感,呼吸频率可达 30～50 次/分;频繁咳嗽并咯出大量粉红色泡沫样血痰;听诊心率快,心尖部常可闻及奔马律;双肺满布湿啰音和哮鸣音。

(五)心源性休克

主要表现如下。

(1)持续低血压,收缩压降至 12.0 kPa(90 mmHg)以下,或原有高血压的患者收缩压降幅≥8.0 kPa(60 mmHg),且持续 30 分钟以上。

(2)组织低灌注状态,可有:①皮肤湿冷、苍白和发绀,出现紫色条纹;②心动过速＞110 次/分;③尿量显著减少(＜20 mL/h),甚至无尿;④意识障碍,常有烦躁不安、激动焦虑、恐惧和濒死感;收缩压低于 9.3 kPa(70 mmHg),可出现抑制症状如神志恍惚、表情淡漠、反应迟钝,逐渐发展至意识模糊甚至昏迷。

(3)血流动力学障碍:肺毛细血管楔压(PCWP)≥2.4 kPa(18 mmHg),心排血指数(CI)≤36.7 mL/(s·m²)[≤2.2 L/(min·m²)]。

(4)低氧血症和代谢性酸中毒。

二、急性左心衰竭严重程度分级

主要分级有 Killip 法(表 6-1)、Forrester 法(表 6-2)和临床程度分级(表 6-3)

3 种。Killip 法主要用于急性心肌梗死患者,分级依据临床表现和胸部 X 线的结果。

表 6-1　急性心肌梗死的 Killip 法分级

分级	症状与体征
Ⅰ 级	无心力衰竭
Ⅱ 级	有心力衰竭,两肺中下部有湿啰音,占肺野下 1/2,可闻及奔马律。X 线胸片有肺淤血
Ⅲ 级	严重心力衰竭,有肺水肿,细湿啰音遍布两肺(超过肺野下 1/2)
Ⅳ 级	心源性休克、低血压[收缩压<12.0 kPa(90 mmHg)]、发绀、出汗、少尿

注:1 mmHg=0.133 kPa。

表 6-2　急性左心衰竭的 Forrester 法分级

分级	PCWP(mmHg)	CI[mL/(s·m²)]	组织灌注状态
Ⅰ 级	≤18	>36.7	无肺淤血,无组织灌注不良
Ⅱ 级	>18	>36.7	有肺淤血
Ⅲ 级	<18	≤36.7	无肺淤血,有组织灌注不良
Ⅳ 级	>18	≤36.7	有肺淤血,有组织灌注不良

注:PCWP,肺毛细血管楔压;CI,心排血指数,其法定单位[mL/(s·m²)]与旧制单位[L/(min·m²)]的换算因数为 16.67。1 mmHg=0.133 kPa。

表 6-3　急性左心衰竭的临床程度分级

分级	皮肤	肺部啰音
Ⅰ 级	干、暖	无
Ⅱ 级	湿、暖	有
Ⅲ 级	干、冷	无/有
Ⅳ 级	湿、冷	有

Forrester 分级依据临床表现和血流动力学指标,可用于急性心肌梗死后 AHF,最适用于首次发作的急性心力衰竭。临床程度的分类法适用于心肌病患者,它主要依据临床发现,最适用于慢性失代偿性心力衰竭。

三、急性心力衰竭的诊断

AHF 的诊断主要依据症状和临床表现,同时辅以相应的实验室检查,如 ECG、胸片、生化标志物、多普勒超声心动图等,诊断的流程如图 6-1 所示。

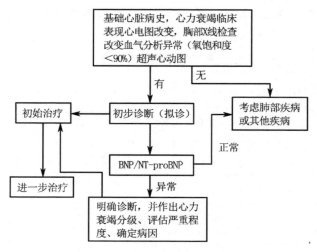

图 6-1 急性左心衰竭的诊断流程

在急性心力衰竭患者,需要系统地评估外周循环、静脉充盈、肢端体温。

在心力衰竭失代偿时,右心室充盈压通常可通过中心静脉压评估。AHF 时中心静脉压升高应谨慎分析,因为在静脉顺应性下降合并右心室顺应性下降时,即便右心室充盈压很低也会出现中心静脉压的升高。

左心室充盈压可通过肺部听诊评估,肺部存在湿啰音常提示左心室充盈压升高。进一步的确诊、严重程度的分级及随后可出现的肺淤血、胸腔积液应进行胸片检查。左心室充盈压的临床评估常被迅速变化的临床征象所误导。应进行心脏的触诊和听诊,了解有无室性和房性奔马律(S_3,S_4)。

四、实验室检查及辅助检查

(一)心电图(ECG)检查

急性心力衰竭时 ECG 多有异常改变。ECG 可以辨别节律,可以帮助确定 AHF 的病因及了解心室的负荷情况。这在急性冠脉综合征中尤为重要。ECG 还可了解左右心室/心房的劳损情况、有无心包炎及既往存在的病变如左右心室的肥大。心律失常时应分析 12 导联心电图,同时应进行连续的 ECG 监测。

(二)胸片及影像学检查

对于所有 AHF 的患者,胸片和其他影像学检查宜尽早完成,以便及时评估已经存在的肺部和心脏病变(心脏的大小及形状)及肺淤血的程度。它不但可以用于明确诊断,还用于了解随后的治疗效果。胸片还可用作左心衰竭的鉴别诊断,除外肺部炎症或感染性疾病。胸部 CT 或放射性核素扫描可用于判断肺部疾病和诊断大的肺栓塞。CT、经食管超声心动图可用于诊断主动脉夹层。

(三)实验室检查

AHF 时应进行一些实验室检查。动脉血气分析可以评估氧合情况(氧分压 PaO_2)、通气情况(二氧化碳分压 $PaCO_2$)、酸碱平衡(pH)和碱缺失,在所有严重 AHF 患者应进行此项检查。脉搏血氧测定及潮气末 CO_2 测定等无创性检测方法可以替代动脉血气分析,但不适用于低心排血量及血管收缩性休克状态。静脉血氧饱和度(如颈静脉内)的测定对于评价全身的氧供需平衡很有价值。

血浆脑钠尿肽(B 型钠尿肽,BNP)是在心室室壁张力增加和容量负荷过重时由心室释放的,现在已用于急诊室呼吸困难的患者作为排除或确立心力衰竭诊断的指标。BNP 对于排除心力衰竭有着很高的阴性预测价值。如果心力衰竭的诊断已经明确,升高的血浆 BNP 和 N 末端脑钠尿肽前体(NT-proBNP)可以预测预后。

(四)超声心动图检查

超声心动图对于评价基础心脏病变及与 AHF 相关的心脏结构和功能改变是极其重要的,同时对急性冠脉综合征也有重要的评估值。

多普勒超声心动图应用于评估左右心室的局部或全心功能改变、瓣膜结构和功能、心包病变、急性心肌梗死的机械性并发症和比较少见的占位性病变。通过多普勒超声心动图测定主动脉或肺动脉的血流时速曲线可以估测心排血量。多普勒超声心动图还可估计肺动脉压力(三尖瓣反流射速),同时可监测左心室前负荷。

(五)其他检查

在涉及与冠状动脉相关的病变,如不稳定性心绞痛或心肌梗死时,血管造影是非常重要的,现已明确血运重建能够改善预后。

五、急性心力衰竭患者的监护

急性心力衰竭患者应在进入急诊室后就尽快地开始监护,同时给予相应的诊断性检查以明确基础病因。

(一)无创性监护

在所有的危重患者,必须监测的项目有血压、体温、心率、呼吸、心电图。有些实验室检查应重复做,如电解质、肌酐、血糖及有关感染和代谢障碍的指标。

必须纠正低钾或高钾血症。如果患者情况恶化,这些指标的监测频率也应增加。

1.心电监测

在急性失代偿阶段 ECG 的监测是必需的(监测心律失常和 ST 段变化),尤其是心肌缺血或心律失常是导致急性心力衰竭的主要原因时。

2.血压监测

开始治疗时维持正常的血压很重要,其后也应定时测量(如每 5 分钟测量 1 次),直到血管活性药、利尿药、正性肌力药剂量稳定时。在并无强烈的血管收缩和不伴有极快心率时,无创性自动袖带血压测量是可靠的。

3.血氧饱和度监测

脉搏血氧计是测量动脉氧与血红蛋白结合饱和度的无创性装置(SaO_2)。通常从联合血氧计测得的 SaO_2 的误差在 2% 之内,除非患者处于心源性休克状态。

4.心排血量和前负荷

可应用多普勒超声的方法监测。

(二)有创性监测

1.动脉置管

置入动脉导管的指征是因血流动力学不稳定需要连续监测动脉血压或需进行多次动脉血气分析。

2.中心静脉置管

中心静脉置管联通了中心静脉循环,所以可用于输注液体和药物,也可监测中心静脉压(CVP)及静脉氧饱和度(SvO_2)(上腔静脉或右心房处),后者用以评估氧的运输情况。

在分析右房压力时应谨慎,避免过分注重右心房压力,因为右心房压力几乎与左心房压力无关,因此也与 AHF 时的左心室充盈压无关。CVP 也会受到重度三尖瓣关闭不全及呼气末正压通气(PEEP)的影响。

3.肺动脉导管

肺动脉导管(PAC)是一种漂浮导管,用于测量上腔静脉(SVC)、右心房、右心室、肺动脉压力、肺毛细血管楔压及心排血量。现代导管能够半连续性地测量心排血量及混合静脉血氧饱和度、右心室舒张末容积和射血分数。

虽然置入肺动脉导管用于急性左心衰竭的诊断通常不是必需的,但对于伴发有复杂心肺疾病的患者,它可以用来鉴别是心源性机制还是非心源性机制。

对于二尖瓣狭窄、主动脉瓣关闭不全、高气道压或左心室僵硬(如左心室肥厚、糖尿病、纤维化、使用正性肌力药、肥胖、缺血)的患者,肺毛细血管楔压并不能真实反映左心室舒张末压。

建议 PAC 用于对传统治疗未产生预期疗效的血流动力学不稳定的患者,及合并淤血和低灌注的患者。在这些情况下,置入肺动脉导管以保证左心室最恰当的液体负荷量,并指导血管活性药物和正性肌力药的使用。

六、急性心力衰竭的治疗

(一)临床评估

对患者均应根据上述各种检查方法及病情变化做出临床评估,包括:①基础心血管疾病;②急性心力衰竭发生的诱因;③病情的严重程度和分级,并估计预后;④治疗的效果。此种评估应多次和动态进行,以调整治疗方案。

(二)治疗目标

(1)控制基础病因和矫治引起心力衰竭的诱因:应用静脉和/或口服降压药物以控制高血压;选择有效抗生素控制感染;积极治疗各种影响血流动力学的快速性或缓慢性心律失常;应用硝酸酯类药物改善心肌缺血。糖尿病伴血糖升高者应有效控制血糖水平,又要防止出现低血糖。对血红蛋白含量<60 g/L 的严重贫血者,可输注浓缩红细胞悬液或全血。

(2)缓解各种严重症状。①低氧血症和呼吸困难:采用不同方式的吸氧,包括鼻导管吸氧、面罩吸氧及无创或气管插管的呼吸机辅助通气治疗。②胸痛和焦虑:应用吗啡。③呼吸道痉挛:应用支气管解痉药物。④淤血症状:利尿药有助于减轻肺淤血和肺水肿,也可缓解呼吸困难。

(3)稳定血流动力学状态,维持收缩压≥12.0 kPa(90 mmHg),纠正和防止低血压可应用各种正性肌力药物。血压过高者的降压治疗可选择血管扩张药物。

(4)纠正水、电解质紊乱和维持酸碱平衡。

(5)保护重要脏器如肺、肾、肝和大脑,防止功能损害。

(6)降低死亡危险,改善近期和远期预后。

(三)急性左心衰竭的处理流程

急性左心衰竭确诊后,即按图 6-2 的流程处理。初始治疗后症状未获明显改善或病情严重者应行进一步治疗。

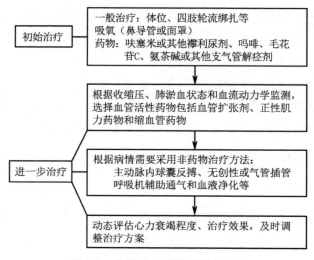

图 6-2　急性左心衰竭的处理流程

1.急性左心衰竭的一般处理

(1)体位：静息时明显呼吸困难者应半卧位或端坐位，双腿下垂以减少回心血量，降低心脏前负荷。

(2)四肢交换加压：四肢轮流绑扎止血带或血压计袖带，通常同一时间只绑扎三肢，每隔15～20分钟轮流放松一肢。血压计袖带的充气压力应较舒张压低1.3 kPa(10 mmHg)，使动脉血流仍可顺利通过，而静脉血回流受阻。此法可降低前负荷，减轻肺淤血和肺水肿。

(3)吸氧：适用于低氧血症和呼吸困难明显(尤其指端血氧饱和度<90%)的患者。应尽早采用，使患者 SaO_2≥95%(伴 COPD 者 SaO_2>90%)。可采用不同的方式：①鼻导管吸氧：低氧流量(1～2 L/min)开始，如仅为低氧血症，动脉血气分析未见 CO_2 潴留，可采用高流量给氧 6～8 L/min。酒精吸氧可使肺泡内的泡沫表面张力降低而破裂，改善肺泡的通气。方法是在氧气通过的湿化瓶中加50%～70%乙醇或有机硅消泡剂，用于肺水肿患者。②面罩吸氧：适用于伴呼吸性碱中毒患者。必要时还可采用无创性或气管插管呼吸机辅助通气治疗。

(4)做好救治的准备工作：至少开放 2 条静脉通道，并保持通畅。必要时可采用深静脉穿刺置管，以随时满足用药的需要。血管活性药物一般应用微量泵泵入，以维持稳定的速度和正确的剂量。固定和维护好漂浮导管、深静脉置管、心电监护的电极和导联线、鼻导管或面罩、导尿管及指端无创血氧仪测定电极等。保持室内适宜的温度、湿度，灯光柔和，环境幽静。

（5）饮食：进易消化食物，避免一次大量进食，在总量控制下，可少量多餐（6～8 次/天）。应用祥利尿药情况下不要过分限制钠盐摄入量，以避免低钠血症，导致低血压。利尿药应用时间较长的患者要补充多种维生素和微量元素。

（6）出入量管理：肺淤血、体循环淤血及水肿明显者应严格限制饮水量和静脉输液速度，对无明显低血容量因素（大出血、严重脱水、大汗淋漓等）者的每天摄入液体量一般宜在 1 500 mL 以内，不要超过 2 000 mL。保持每天水出入量负平衡约 500 mL/d，严重肺水肿者的水负平衡为 1 000～2 000 mL/d，甚至可达 3 000～5 000 mL/d，以减少水钠潴留和缓解症状。3～5 天后，如淤血、水肿明显消退，应减少水负平衡量，逐渐过渡到出入水量大体平衡。在水负平衡下应注意防止发生低血容量、低血钾和低血钠等。

2.药物治疗

（1）AHF 时吗啡及其类似物的使用：吗啡一般用于严重 AHF 的早期阶段，特别是患者不安和呼吸困难时。吗啡能够使静脉扩张，也能使动脉轻度扩张，并降低心率。应密切观察疗效和呼吸抑制的不良反应。伴明显和持续低血压、休克、意识障碍、COPD 等患者禁忌使用。老年患者慎用或减量。也可应用哌替啶 50～100 mg 肌内注射。

（2）AHF 治疗中血管扩张药的使用：对大多数 AHF 患者，血管扩张药常作为一线药，它可以用来开放外周循环，降低前及或后负荷。

酸酯类药物：急性心力衰竭时此类药在不减少每搏心排血量和不增加心肌氧耗情况下能减轻肺淤血，特别适用于急性冠状动脉综合征伴心力衰竭的患者。临床研究已证实，硝酸酯类静脉制剂与呋塞米合用治疗急性心力衰竭有效；应用大剂量硝酸酯类药物联合小剂量呋塞米的疗效优于单纯大剂量的利尿药。静脉应用硝酸酯类药物应十分小心滴定剂量，经常测量血压，防止血压过度下降。硝酸甘油静脉滴注起始剂量 5～10 μg/min，每 5～10 分钟递增 5～10 μg/min，最大剂量 100～200 μg/min；亦可每 10～15 分钟喷雾 1 次（400 μg），或舌下含服每次 0.3～0.6 mg。硝酸异山梨酯静脉滴注剂量 5～10 mg/h，亦可舌下含服每次 2.5 mg。

硝普钠（SNP）：适用于严重心力衰竭。临床应用宜从小剂量 10 μg/min 开始，可酌情逐渐增加剂量至 50～250 μg/min。由于其强效降压作用，应用过程中要密切监测血压，根据血压调整合适的维持剂量。长期使用时其代谢产物（硫代氟化物和氟化物）会产生毒性反应，特别是在严重肝肾衰竭的患者应避免使用。减量时，硝普钠应该缓慢减量，并加用口服血管扩张药，以避免反跳。AHF 时硝普钠的使用尚缺乏对照试验，而且在 AMI 时使用，病死率增高。在急性冠脉综合征所致的心力衰竭患者,因为 SNP 可引起冠脉窃血,故在此类患者中硝酸酯类的使用优于硝普钠。

奈西立肽:一类新的血管扩张药肽类,近期被用以治疗 AHF。它是人脑钠尿肽(BNP)的重组体,是一种内源性激素物质。它能够扩张静脉、动脉、冠状动脉,由此降低前负荷和后负荷,在无直接正性肌力的情况下增加心排血量。慢性心力衰竭患者输注奈西立肽对血流动力学产生有益的作用,可以增加钠排泄,抑制肾素-血管紧张素-醛固酮和交感神经系统。它和静脉使用硝酸甘油相比,能更有效地促进血流动力学改善,并且不良反应更少。该药临床试验的结果尚不一致。近期的两项研究(VMAC 和 PROACTION)表明,该药的应用可以带来临床和血流动力学的改善,推荐应用于急性失代偿性心力衰竭。国内一项Ⅱ期临床研究提示,该药较硝酸甘油静脉制剂能够更显著降低 PCWP,缓解患者的呼吸困难。应用方法:先给予负荷剂量 1.500 $\mu g/kg$,静脉缓慢推注,继以 0.007 5～0.015 0 $\mu g/(kg \cdot min)$ 静脉滴注;也可不用负荷剂量而直接静脉滴注。疗程一般 3 天,不建议超过 7 天。

乌拉地尔:该药具有外周和中枢双重扩血管作用,可有效降低血管阻力,降低后负荷,增加心排血量,但不影响心率,从而减少心肌耗氧量。适用于高血压心脏病、缺血性心肌病(包括急性心肌梗死)和扩张型心肌病引起的急性左心衰竭;可用于 CO 降低、PCWP>2.4 kPa(18 mmHg)的患者。通常静脉滴注 100～400 $\mu g/min$,可逐渐增加剂量,并根据血压和临床状况予以调整。伴严重高血压者可缓慢静脉注射 12.5～25.0 mg。

应用血管扩张药的注意事项:下列情况下禁用血管扩张药物。①收缩压<12.0 kPa(90 mmHg),或持续低血压并伴症状尤其有肾功能不全的患者,以避免重要脏器灌注减少;②严重阻塞性心瓣膜疾病患者,如主动脉瓣狭窄、二尖瓣狭窄患者,有可能出现显著的低血压,应慎用;③梗阻性肥厚型心肌病。

(3)急性心力衰竭时血管紧张素转化酶抑制剂(ACEI)的使用:ACEI 在急性心力衰竭中的应用仍存在诸多争议。急性心力衰竭的急性期、病情尚未稳定的患者不宜应用。急性心肌梗死后的急性心力衰竭可以试用,但须避免静脉应用,口服起始剂量宜小。在急性期病情稳定 48 小时后逐渐加量,疗程至少 6 周,不能耐受 ACEI 者可以应用 ARB。

在心排血量处于边缘状况时,ACE 抑制剂应谨慎使用,因为它可以明显降低肾小球滤过率。当联合使用非类固醇消炎药,及出现双侧肾动脉狭窄时,不能耐受 ACE 抑制剂的风险增加。

(4)利尿药使用注意事项如下。①适应证：AHF 和失代偿心力衰竭的急性发作,伴有液体潴留的情况是应用利尿药的指征。利尿药缓解症状的益处及其在临床上被广泛认可,无须再进行大规模的随机临床试验来评估。②作用效应：静脉使用袢利尿药也有扩张血管效应,在使用早期(5~30 分钟)它降低肺阻抗的同时也降低右房压和肺毛细血管楔压。如果快速静脉注射大剂量(>1 mg/kg)时,就有反射性血管收缩的可能。它与慢性心力衰竭时使用利尿药不同,在严重失代偿性心力衰竭使用利尿药能使容量负荷恢复正常,可以在短期内减少神经内分泌系统的激活。特别是在急性冠脉综合征的患者,应使用低剂量的利尿药,最好已给予扩血管治疗。③实际应用：静脉使用袢利尿药(呋塞米、托拉塞米),它有强效快速的利尿效果,在 AHF 患者优先考虑使用。在入院以前就可安全使用,应根据利尿效果和淤血症状的缓解情况来选择剂量。开始使用负荷剂量,然后继续静脉滴注呋塞米或托拉塞米,静脉滴注比一次性静脉注射更有效。噻嗪类和螺内酯可以联合袢利尿药使用,低剂量联合使用比高剂量使用一种药更有效,而且继发反应也更少。将袢利尿药和多巴酚丁胺、多巴胺或硝酸盐联合使用也是一种治疗方法,它比仅仅增加利尿药更有效,不良反应也更少。④不良反应、药物的相互作用：虽然利尿药可安全地用于大多数患者,但它的不良反应也很常见,甚至可威胁生命。它们包括神经内分泌系统的激活,特别是肾素-血管紧张素-醛固酮系统和交感神经系统的激活;低血钾、低血镁和低氯性碱中毒可能导致严重的心律失常;可以产生肾毒性及加剧肾衰竭。过度利尿可过分降低静脉压、肺毛细血管楔压及舒张期灌注,由此导致每搏输出量和心排血量下降,特别见于严重心力衰竭和以舒张功能不全为主的心力衰竭或缺血所致的右心室功能障碍。

(5)β受体阻滞剂使用注意事项如下。①适应证和基本原理：目前尚无应用β受体阻滞剂治疗 AHF,改善症状的研究。相反,在 AHF 时是禁止使用β受体阻滞剂的。急性心肌梗死后早期肺部啰音超过基底部的患者,以及低血压患者均被排除在应用β受体阻滞剂的临床试验之外。急性心肌梗死患者没有明显心力衰竭或低血压,使用β受体阻滞剂能限制心肌梗死范围,减少致命性心律失常,并缓解疼痛。②当患者出现缺血性胸痛对阿片制剂无效、反复发生缺血、高血压、心动过速或心律失常时,可考虑静脉使用β受体阻滞剂。在 Gothenburg美托洛尔研究中,急性心肌梗死后早期静脉使用美托洛尔或安慰剂,接着口服治疗 3 个月。美托洛尔组发展为心力衰竭的患者明显减少。如果患者有肺底部啰音的肺淤血征象,联合使用呋塞米,美托洛尔治疗可产生更好的疗效,降低病死率和并发症。③实际应用：当患者伴有明显急性心力衰竭，肺部啰音超过基底部时，应慎用 β 受体阻滞剂。对出现进行性心肌缺血和心动过速的患者，可以考虑静脉使用美托洛尔。

但是，对急性心肌梗死伴发急性心力衰竭患者，病情稳定后，应早期使用 β 受体阻滞剂。对于慢性心力衰竭患者，在急性发作稳定后（通常 4 天后），应早期使用 β 受体阻滞剂。

在大规模临床试验中，比索洛尔、卡维地洛或美托洛尔的初始剂量很小，然后逐渐缓慢增加到目标剂量。应个体化增加剂量。β 受体阻滞剂可能过度降低血压，减慢心率。一般原则是，在服用 β 受体阻滞剂的患者由于心力衰竭加重而住院，除非必须用正性肌力药物维持，否则应继续服用 β 受体阻滞剂。但如果疑为 β 受体阻滞剂剂量过大（如有心动过缓和低血压）时，可减量继续用药。

（6）正性肌力药：此类药物适用于低心排血量综合征，如伴症状性低血压或 CO 降低伴有循环淤血的患者，可缓解组织低灌注所致的症状，保证重要脏器的血液供应。血压较低和对血管扩张药物及利尿药不耐受或反应不佳的患者尤其有效。使用正性肌力药有潜在的危害性，因为它能增加耗氧量、增加钙负荷，所以应谨慎使用。①洋地黄类：此类药物能轻度增加 CO 和降低左心室充盈压；对急性左心衰竭患者的治疗有一定帮助。一般应用毛花苷 C $0.2\sim0.4$ mg 缓慢静脉注射，$2\sim4$ 小时后可以再用 0.2 mg，伴快速心室率的房颤患者可酌情适当增加剂量。②多巴胺：小剂量 <2 $\mu g/(kg \cdot min)$ 的多巴胺仅作用于外周多巴胺受体，直接或间接降低外周阻力。在此剂量下，对于肾脏低灌注和肾衰竭的患者，它能增加肾血流量、肾小球滤过率、利尿和增加钠的排泄，并增强对利尿药的反应。大剂量 >2 $\mu g/(kg \cdot min)$ 的多巴胺直接或间接刺激 β 受体，增加心肌的收缩力和心排血量。当剂量 >5 $\mu g/(kg \cdot min)$ 时，它作用于 α 受体，增加外周血管阻力。此时，虽然它对低血压患者很有效，但它对 AHF 患者可能有害，因为它增加左心室后负荷，增加肺动脉压和肺阻力。多巴胺可以作为正性肌力药 $[>2$ $\mu g/(kg \cdot min)]$ 用于 AHF 伴有低血压的患者。当静脉滴注低剂量 $\leqslant2$ $\mu g/(kg \cdot min)$ 时，它可以使失代偿性心力衰竭伴有低血压和尿量减少的患者增加肾血流量，增加尿量。但如果无反应，则应停止使用。③多巴酚丁胺：多巴酚丁胺的主要作用在于通过刺激 β_1 受体和 β_2 受体产生剂量依赖性的正性变时、正性变力作用，并反射性地降低交感张力和血管阻力，其最终结果依个体而不同。小剂量时，多巴酚丁胺能产生轻度的血管扩张反应，通过降低后负荷而增加射血量。大剂量时，它可以引起血管收缩。心率通常呈剂量依赖性增加，但增加的程度弱于其他儿茶酚胺类药物。但在房颤的患者,心率可能增加到难以预料的水平,因为它可以加速房室传导。全身收缩压通常轻度增加,但也可能不变或降低。心力衰竭患者静脉滴注多巴酚丁胺后,观察到尿量增多,这可能是它提高心排血量而增加肾血流量的结果。④磷酸二酯酶抑制剂:米力农和依诺昔酮是两种临床上使用的Ⅲ型磷酸二酶酶抑制剂(PDEI)。在 AHF 时,它们能产生明显的正性肌力、松弛性及外周扩血管效应,由此增加心排血量和搏出量,同时伴随有肺动脉压、肺毛细血管楔压的下降,全身和肺血管阻力下降。它在血流动力学方面,介于纯粹的扩血管剂(如硝普钠)和正性肌力药(如多巴酚丁胺)之间。因为它们的作用部位远离 β 受体,所以在使用 β 受体阻滞剂的同时,PDEI 仍能够保留其效应。⑤左西孟旦:一种钙增敏剂,通过结合于心肌细胞上的肌钙蛋白 C 促进心肌收缩,还通过介导 ATP 敏感的钾通道而发挥血管舒张作用和轻度抑制磷酸二酯酶的效应。其正性肌力作用独立于 β 肾上腺素能刺激,可用于正接受 β 受体阻滞剂治疗的患者。左西孟旦的乙酰化代谢产物,仍然具有药理活性,半衰期约 80 小时,停药后作用可持续 48 小时。

3.非药物治疗

(1)IABP:临床研究表明,这是一种有效改善心肌灌注同时又降低心肌耗氧量和增加 CO 的治疗手段。

IABP 的适应证:①急性心肌梗死或严重心肌缺血并发心源性休克,且不能由药物治疗纠正;②伴血流动力学障碍的严重冠心病(如急性心肌梗死伴机械并发症);③心肌缺血伴顽固性肺水肿。

IABP 的禁忌证:①存在严重的外周血管疾病;②主动脉瘤;③主动脉瓣关闭不全;④活动性出血或其他抗凝禁忌证;⑤严重血小板缺乏。

(2)机械通气。急性心力衰竭者行机械通气的指征:出现心跳呼吸骤停而进行心肺复苏时;合并Ⅰ型或Ⅱ型呼吸衰竭。机械通气的方式有下列两种。①无创呼吸机辅助通气:这是一种无须气管插管、经口/鼻面罩给患者供氧、由患者自主呼吸触发的机械通气治疗。分为持续气道正压通气(CPAP)和双相间歇气道正压通气(BiPAP)两种模式。作用机制:通过气道正压通气可改善患者的通气状况,减轻肺水肿,纠正缺氧和 CO_2 潴留,从而缓解Ⅰ型或Ⅱ型呼吸衰竭。适用对象:Ⅰ型或Ⅱ型呼吸衰竭患者经常规吸氧和药物治疗仍不能纠正时应及早应用。主要用于呼吸频率≤25 次/分、能配合呼吸机通气的早期呼吸衰竭患者。在下列情况下应用受限:不能耐受和合作的患者、有严重认知障碍和焦虑的患者、呼吸急促(频率>25 次/分)、呼吸微弱和呼吸道分泌物多的患者。

②气道插管和人工机械通气：应用指征为心肺复苏时、严重呼吸衰竭经常规治疗不能改善者，尤其是出现明显的呼吸性和代谢性酸中毒并影响到意识状态的患者。

（3）血液净化治疗要点如下。①机制：此法不仅可维持水、电解质和酸碱平衡，稳定内环境，还可清除尿毒症毒素（肌酐、尿素、尿酸等）、细胞因子、炎症介质及心脏抑制因子等。治疗中的物质交换可通过血液滤过（超滤）、血液透析、连续血液净化和血液灌流等来完成。②适应证：本法对急性心力衰竭有益，但并非常规应用的手段。出现下列情况之一时可以考虑采用：高容量负荷如肺水肿或严重的外周组织水肿，且对袢利尿药和噻嗪类利尿药抵抗；低钠血症（血钠＜110 mmol/L）且有相应的临床症状，如神志障碍、肌张力减退、腱反射减弱或消失、呕吐及肺水肿等，在上述两种情况应用单纯血液滤过即可；肾功能进行性减退，血肌酐＞500 μmol/L或符合急性血液透析指征的其他情况。③不良反应和处理：建立体外循环的血液净化均存在与体外循环相关的不良反应，如生物不相容、出血、凝血、血管通路相关并发症、感染、机器相关并发症等。应避免出现新的内环境紊乱，连续血液净化治疗时应注意热量及蛋白的丢失。

（4）心室机械辅助装置：急性心力衰竭经常规药物治疗无明显改善时，有条件的可应用此种技术。此类装置有体外膜式氧合（ECMO）、心室辅助泵（如可置入式电动左心辅助泵、全人工心脏）。根据急性心力衰竭的不同类型，可选择应用心室辅助装置，在积极纠治基础心脏病的前提下，短期辅助心脏功能，可作为心脏移植或心肺移植的过渡。ECMO可以部分或全部代替心肺功能。临床研究表明，短期循环呼吸支持（如应用ECMO）可以明显改善预后。

第二节　急性右心衰竭

急性右心衰竭是由于某些原因使患者的心脏在短时间内发生急性功能障碍，同时其代偿功能不能满足实际需要而导致的以急性右心排血量减低和体循环淤血为主要表现的临床综合征。该病很少单独出现，多见于急性大面积肺栓塞、急性右心室心肌梗死等，或继发于急性左心衰竭及慢性右心功能不全者由于各种诱因病情加重所致。因临床较为多见，若处理不及时也可威胁生命，故需引起临床医师特别是心血管病专科医师的足够重视。

一、病因

(一)急性肺栓塞

在急性右心功能不全的病因中,急性肺栓塞占有十分重要的地位。患者由于下肢静脉曲张、长时间卧床、机体高凝状态及手术、创伤、肿瘤甚至矛盾性栓塞等原因,使右心或外周静脉系统内栓子(矛盾性栓塞除外)脱落,回心后突然阻塞主肺动脉或左右肺动脉主干,造成肺循环阻力急剧升高,心排血量显著降低,引起右心室迅速扩张,一般认为栓塞造成肺血流减少>50%时临床上即可发生急性右心衰竭。

(二)急性右心室心肌梗死

在急性心肌梗死累及右心室时,可造成右心排血量下降,右心室充盈压升高,容量负荷增大。上述变化发生迅速,右心室尚无代偿能力,易出现急性右心衰竭。

(三)特发性肺动脉高压

特发性肺动脉高压的基本病变是致丛性肺动脉病,即由动脉中层肥厚、细胞性内膜增生、向心性板层性内膜纤维化、扩张性病变、类纤维素坏死和丛样病变形成等构成的疾病,迄今其病因不明。该病存在广泛的肺肌型动脉和细动脉管腔狭窄和阻塞,导致肺循环阻力明显增加,可超过正常的 12~18 倍,由于右心室后负荷增加,右心室肥厚和扩张,当心室代偿功能低下时,右心室舒张末期压和右心房压明显升高,心排血量逐渐下降,病情加重时即可出现急性右心功能不全。

(四)慢性肺源性心脏病急性加重

慢性阻塞性肺疾病(COPD)由于低氧性肺血管收缩、继发性红细胞增多、肺血管慢性炎症重构及血管床的破坏等原因可造成肺动脉高压,加重右心室后负荷,造成右心室肥大及扩张,形成肺源性心脏病。当存在感染、右心室容量负荷过重等诱因时,即可出现急性右心功能不全。

(五)瓣膜性心脏病

肺动脉瓣狭窄等造成右心室流出道受阻的疾病可增加右心室收缩阻力;三尖瓣大量反流增加右心室前负荷并造成体循环淤血;二尖瓣或主动脉病变使肺静脉压增高,间接增加肺血管阻力,加重右心后负荷。上述原因均可导致右心功能不全,严重时出现急性右心衰竭。

(六)继发于左心系统疾病

如冠心病急性心肌梗死、扩张型心肌病、急性心肌炎等这些疾病由于左心室收缩功能障碍,造成不同程度的肺淤血,使肺静脉压升高,晚期可引起不同程度的肺动脉高压,形成急性右心功能不全。

(七)心脏移植术后急性右心衰竭

急性右心衰竭是当前困扰心脏移植手术的一大难题。据报道,移植术前肺动脉高压是移植的高危因素,因此术前需常规经 Swan-Ganz 导管测定血流动力学参数。肺血管阻力>4 wu[32×10^3(Pa・s)/L],肺血管阻力指数>6 wu/m²[48×10^3(Pa・s)/(L・m²)],肺动脉峰压值>8.0 kPa(60 mmHg)(1 mmHg=0.133 3 kPa)或跨肺压力差>15 mmHg 均是肯定的高危人群,而有不可逆肺血管阻力升高者其术后病死率较可逆者高 4 倍。术前正常的肺血管阻力并不绝对预示术后不发生右心衰竭。因为离体心脏的损伤,体外循环对心肌、肺血管的影响等,也可引起植入心脏不适应绝对或相对的肺动脉高压、肺血管高阻力而发生右心衰竭。右心衰竭所致心腔扩大、心肌缺血、肺循环血量减少及向左偏移的室间隔等又能干扰左心回血,从而诱发全心衰竭。

二、病理生理

正常肺循环包括右心室、肺动脉、毛细血管及肺静脉,其主要功能是进行气体交换,血流动力学有以下 4 个特点:第一,压力低,肺动脉压力约为正常主动脉压力的 1/10~1/7;第二,阻力小,正常人肺血管阻力为体循环阻力的 1/10~1/5;第三,流速快,肺脏接受心脏搏出的全部血液,但其流程远较体循环为短,故流速快;第四,容量大,肺血管床面积大,可容纳 900 mL 血液,约占全血量的9%。由于肺血管有适应其生理需要的不同于体循环的自身特点,所以其血管的组织结构功能也与体循环血管不同。此外,右心室室壁较薄,心腔较小,心室顺应性良好,其解剖结构特点有利于右心室射血,适应高容量及低压力的肺循环系统,却不耐受高压力。同时右心室与左心室拥有共同的室间隔和心包,其过度扩张会改变室间隔的位置及心腔构形,影响左心室的容积和压力,从而使左心室回心血量及射血能力发生变化,因此左、右心室在功能上是相互依赖的。

当各种原因造成体循环重度淤血,右心室前/后负荷迅速增加,或原有的异常负荷在某种诱因下突然加重,及右心室急性缺血功能障碍时,均可出现急性右心功能不全。临床常见如前负荷增加的急性水钠潴留、三尖瓣大量反流,后负荷增加的急性肺栓塞、慢性肺动脉高压急性加重,急性左心衰竭致肺循环阻力明显升高,及右心功能受损的急性右心室心肌梗死等。急性右心衰竭发生时肺毛细血管楔压和左心房压可正常或升高,多数出现右心室肥厚和扩张,当超出心室代偿功能时(右心室心肌梗死则为右心室本身功能下降),右心室舒张末期压和右心房压明显升高,表现为体循环淤血的体征,扩大的右心室还可压迫左心室造成心排血量逐渐下降,重症患者常低于正常的 50% 以下,同时体循环血压下降,收缩压常降至 12.0 kPa(90 mmHg)或更低,脉压变窄,组织灌注不良,甚至会出现周围性发绀。对于心脏移植的患者,术前均存在严重的心力衰竭,肺动脉压力可有一定程度的升高,受体心脏(尤其是右心室)已对其产生了部分代偿能力,而供体是一个完全正常的心脏,当开始工作时右心室对增加的后负荷无任何适应性,加之离体心脏的损伤,体外循环对心肌、肺血管的影响等,也可引起植入心脏不适应绝对或相对的肺动脉高压、肺血管高阻力而发生右心衰竭。

三、临床表现

(一)症状

1.胸闷气短,活动耐量下降

可由于肺通气/血流比例失调,低氧血症造成,多见于急性肺栓塞、肺心病等。

2.上腹部胀痛

上腹部胀痛是右心衰竭较早的症状。常伴有食欲缺乏、恶心、呕吐,此多由于肝、脾及胃肠道淤血所引起,腹痛严重时可被误诊为急腹症。

3.周围性水肿

右心衰竭早期,由于体内先有水钠潴留,故在水肿出现前先有体重的增加,随后可出现双下肢、会阴及腰骶部等下垂部位的凹陷性水肿,重症者可波及全身。

4.胸腔积液

急性右心衰竭时,由于静脉压的急剧升高,常出现胸腔积液及腹水,一般为漏出液。胸腔积液可同时见于左、右两侧胸腔,但以右侧较多,其原因不甚明了。由于壁层胸膜静脉回流至腔静脉,脏层胸膜静脉回流至肺静脉,因而胸腔积液多见于全心衰竭者。腹水大多发生于晚期,由于心源性肝硬化所致。

5.发绀

右心衰竭者可有不同程度的发绀,最早见于指端、口唇和耳郭,较左心衰竭者为明显。其原因除血液中血红蛋白在肺部氧合不全外,常因血流缓慢,组织从毛细血管中摄取较多的氧而使血液中还原血红蛋白增加有关(外周型发绀)。严重贫血者发绀可不明显。

6.神经系统症状

可有神经过敏、失眠、嗜睡等症状,重者可发生精神错乱。此可能由于脑出血、缺氧或电解质紊乱等原因引起。

7.不同原发病各自的症状

如急性肺栓塞可有呼吸困难、胸痛、咯血、血压下降;右心室心肌梗死可有胸痛;慢性肺心病可有咳嗽、咳痰、发热;瓣膜病可有活动耐力下降等。

(二)体征

1.皮肤及巩膜黄染

长期慢性肝淤血缺氧,可引起肝细胞变性、坏死、最终发展为心源性肝硬化,肝功能呈现不正常,胆红素异常升高并出现黄疸。

2.颈静脉怒张

颈静脉怒张是右心衰竭的一个较明显征象。其出现常较皮下水肿或肝大为早,同时可见舌下、手臂等浅表静脉异常充盈,压迫充血肿大的肝脏时,颈静脉怒张更加明显,此称肝-颈静脉回流征阳性。

3.心脏体征

主要为原有心脏病表现,由于右心衰竭常继发于左心衰竭,因而左、右心均可扩大。右心室扩大引起三尖瓣关闭不全时,在三尖瓣听诊可听到吹风性收缩期杂音,剑突下可有收缩期抬举性搏动。在肺动脉压升高时可出现肺动脉瓣区第二心音增强及分裂,有响亮收缩期喷射性杂音伴震颤,可有舒张期杂音,心前区可有奔马律,可有阵发性心动过速,心房扑动或颤动等心律失常。由左心衰竭引起的肺淤血症状和肺动脉瓣区第二心音亢进,可因右心衰竭的出现而减轻。

4.胸腔积液、腹水

可有单侧或双侧下肺呼吸音减低,叩诊呈浊音;腹水征可为阳性。

5.肝大、脾大

肝大、质硬并有压痛。若有三尖瓣关闭不全并存,触诊肝脏可感到有扩张性搏动。

6.外周水肿

由于体内水钠潴留,可于下垂部位如双下肢、会阴及腰骶部等出现凹陷性水肿。

7.发绀

慢性右心功能不全急性加重时常因基础病的不同存在发绀,甚至可有杵状指。

四、实验室检查

(一)血常规

缺乏特异性。长期缺氧者可有红细胞数、血红蛋白含量的升高,白细胞计数可正常或增高。

(二)血生化

血清丙氨酸氨基转移酶及胆红素常升高,乳酸脱氢酶、肌酸激酶亦可增高,常伴有低蛋白血症、电解质紊乱等。

(三)凝血指标

血液多处于高凝状态,国际标准化比值(INR)可正常或缩短,急性肺栓塞时 D-二聚体浓度明显升高。

(四)血气分析

动脉血氧分压、氧饱和度多降低,二氧化碳分压在急性肺栓塞时降低,在肺心病、先天性心脏病时可升高。

五、辅助检查

(一)心电图检查

多显示右心房、室的增大或肥厚。此外还可见肺型 P 波、电轴右偏、右束支传导阻滞和 Ⅱ、Ⅲ、aVF 及右胸前导联 ST-T 改变。急性肺栓塞时心电图变化由急性右心室扩张所致,常示电轴显著右偏,极度顺钟向转位。Ⅰ导联 S 波深、ST 段呈 J 点压低,Ⅲ导联 Q 波显著和 T 波倒置,呈 $S_I Q_{III} T_{III}$ 波形。aVF 和 Ⅲ导联相似,aVR 导联 R 波常增高,右胸导联 R 波增高、T 波倒置。可出现房性或室性心律失常。急性右心室心肌梗死时右胸导联可有 ST 段抬高。

(二)胸部 X 线检查

急性右心功能不全 X 线片上表现的特异性不强,可具有各自基础病的特征。肺动脉高压时可有肺动脉段突出(>3 mm),右下肺动脉横径增宽(>15 mm),肺门动脉扩张与外围纹理纤细形成鲜明的对比或呈"残根状";右心房、右心室扩大,心胸比率增加,右心回流障碍致奇静脉和上腔静脉扩张。肺栓塞在起病12～

36 小时后肺部可出现肺下叶卵圆形或三角形浸润阴影,底部常与胸膜相连;也可有肋膈角模糊或胸腔积液阴影;膈肌提升及呼吸幅度减弱。

(三)超声心动图检查

急性右心功能不全时,UCG 检查可发现右心室收缩期和舒张期超负荷,表现为右心室壁增厚及运动异常,右心排血量减少,右心室增大(右心室舒张末面积/左心室舒张末面积比值>0.6),室间隔运动障碍,三尖瓣反流和肺动脉高压。常见的肺动脉高压征象有右心室肥厚和扩大,中心肺动脉扩张,肺动脉壁顺应性随压力的增加而下降,三尖瓣和肺动脉瓣反流。右心室心肌梗死除右心室腔增大外,常出现左心室后壁或下壁运动异常。心脏瓣膜病或扩张型心肌病引起慢性左心室扩张时,不能通过测定心室舒张面积比率评价右心室扩张程度。某些基础心脏病,如先心病、瓣膜病等心脏结构的异常,也可经超声心动图明确诊断。

(四)其他检查

肺部放射性核素通气/灌注扫描显示不匹配及肺血管增强 CT 对肺栓塞的诊断有指导意义。CT 检查亦可帮助鉴别心肌炎、心肌病、COPD 等疾病,是临床常用的检查方法。做选择性肺动脉造影可准确地了解栓塞所在部位和范围,但此检查属有创伤性,存在一定的危险,只宜在有条件的医院及考虑手术治疗的患者中做术前检查。

六、鉴别诊断

急性右心功能不全是一组较为常见的临床综合征,包括腹胀、肝大、脾大、胸腔积液、腹水、下肢水肿等。由于病因的不同,其主要表现存在一定的差异。除急性右心衰竭表现外,如突然发病、呼吸困难、窒息、心悸、发绀、剧烈胸痛、晕厥和休克,尤其是发生于长期卧床或手术后的患者,应考虑大块肺动脉栓塞引起急性肺源性心脏病的可能;如胸骨后呈压榨性或窒息性疼痛并放射至左肩、臂,一般无咯血,心电图有右心导联 ST-T 特征性改变,伴心肌酶学或特异性标志物的升高,应考虑急性右心室心肌梗死;如既往有慢性支气管炎、肺气肿病史,此次为各种诱因病情加重,应考虑慢性肺心病急性发作;如结合体格检查及超声心动图资料,发现有先天性心脏病或瓣膜病证据,应考虑为原有基础心脏病所致。限制型心肌病或缩窄性心包炎等疾病由于心室舒张功能下降或心室充盈受限,使得静脉回流障碍,在肺静脉压升高的同时体循环重度淤血,某些诱因下(如入量过多或出量不足)即出现肝大、脾大、下肢水肿等症状,也应与急性右心功能不全相鉴别。

七、治疗

(一)一般治疗

应卧床休息及吸氧,并严格限制入液量。若急性心肌梗死或肺栓塞剧烈胸痛时,可给予吗啡 3～5 mg 静脉推注或罂粟碱 30～60 mg 皮下或肌内注射以止痛及解痉。存在低蛋白血症时应静脉输入清蛋白治疗,同时注意纠正电解质及酸碱平衡紊乱。

(二)强心治疗

心力衰竭时应使用直接加强心肌收缩力的洋地黄类药物,如快速作用的去乙酰毛花苷注射液 0.4 mg 加入 5％的葡萄糖溶液 20 mL 中,缓慢静脉注射,必要时 2～4 小时再给 0.2～0.4 mg;同时可给予地高辛 0.125～0.25 mg,每天 1 次治疗。

(三)抗休克治疗

出现心源性休克症状时可应用直接兴奋心脏 β-肾上腺素受体,增强心肌收缩力和每搏输出量的药物,如多巴胺 20～40 mg 加入 200 mL 5％葡萄糖溶液中静脉滴注,或 2～10 $\mu g/(kg \cdot min)$ 以微量泵静脉维持输入,依血压情况逐渐调整剂量;也可用多巴酚丁胺 2.5～15 $\mu g/(kg \cdot min)$ 微量泵静脉输入或滴注。

(四)利尿治疗

急性期多应用袢利尿药,如呋塞米(速尿)20～80 mg、布美他尼(丁尿胺)1～3 mg、托拉塞米(特苏尼)20～60 mg 等静脉推注以减轻前负荷,并每日口服上述药物辅助利尿。同时可服用有醛固酮拮抗作用的保钾利尿药,如螺内酯(安体舒通)20 mg,每天 3 次,以加强利尿效果,减少电解质紊乱。症状稳定后可应用噻嗪类利尿药,如氢氯噻嗪 50～100 mg 与上述袢利尿药隔日交替口服,减少耐药性。

(五)扩血管治疗

应从小剂量起谨慎应用,以免引起低血压。若合并左心衰竭可应用硝普钠 6.25 $\mu g/min$ 起微量泵静脉维持输入,依病情及血压数值逐渐调整剂量,起到同时扩张小动脉和静脉的作用,有效地减低心室前、后负荷;合并急性心肌梗死可应用硝酸甘油 5～10 $\mu g/min$ 或硝酸异山梨酯 50～100 $\mu g/min$ 静脉滴注或微量泵维持输入,以扩张静脉系统,降低心脏前负荷。口服硝酸酯类或 ACEI 类等药物也可根据病情适当加用,剂量依个体调整。

（六）保肝治疗

对于肝脏淤血肿大，肝功能异常伴黄疸或腹水的患者，可应用还原型谷胱甘肽 600 mg 加入 250 mL 5％葡萄糖溶液中每日 2 次静脉滴注，或多烯磷脂酰胆碱（易善复）465 mg（10 mL）加入 250 mL 5％葡萄糖溶液中每日 1～2 次静脉滴注，可同时静脉注射维生素 C 5～10 g，每天 1 次，并辅以口服葡醛内酯（肝太乐）、肌苷等药物，加强肝脏保护作用，逆传肝细胞损害。

（七）针对原发病的治疗

由于引起急性右心功能不全的原发疾病各不相同，治疗时需有一定的针对性。如急性肺栓塞应考虑 rt-PA 或尿激酶溶栓及抗凝治疗，必要时行急诊介入或外科手术；特发性肺动脉高压应考虑前列环素、内皮素-1 受体拮抗剂、磷酸二酯酶抑制剂、一氧化氮吸入等针对性降低肺动脉压及扩血管治疗；急性右心室心肌梗死应考虑急诊介入或 rt-PA、尿激酶溶栓治疗；慢性肺源性心脏病急性发作应考虑抗感染及改善通气、稀释痰液等治疗；先心病、瓣膜性心脏病应考虑在心力衰竭症状改善后进一步外科手术治疗；心脏移植患者，术前应严格评价血流的动力学参数，判断肺血管阻力及经扩血管治疗的可逆性，并要求术前肺血管处于最大限度的舒张状态，术后长时间应用血管活性药物，如前列环素等。

总之，随着诊断及治疗水平的提高，急性右心功能不全已在临床工作中得到广泛认识，且治疗效果明显改善，对患者整体病情的控制起到了一定的帮助。

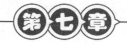

外周血管病

第一节　血栓性静脉炎

　　血栓性静脉炎是指静脉血管腔内急性非化脓性炎症的同时伴有血栓形成，是一种常见的血管血栓性疾病，病变主要累及四肢浅静脉和深静脉。根据病变部位不同，静脉炎可分为浅静脉炎和深静脉炎。血栓可以引起炎症，炎症也可以引起血栓，两者互为因果。

　　促发静脉血栓形成的因素包括静脉血流缓慢、血管损伤及高凝状态。临床上很多涉及以上三方面的因素均可导致静脉血栓形成，常见者如下。①手术：特别是骨科、胸腔、腹腔及泌尿生殖系的手术；②肿瘤：胰腺、肺、生殖腺、乳腺及泌尿道恶性肿瘤；③外伤：特别是脊柱、骨盆及下肢骨折；④长期卧床：如急性心肌梗死、中风、手术后；⑤妊娠、雌激素的作用；⑥高凝状态：抗凝血酶Ⅲ、C蛋白或S蛋白的缺乏，循环内狼疮抗凝物质、骨髓增生性疾病、异常纤维蛋白血症、弥散性血管内凝血（DIC）；⑦静脉炎及静脉介入诊断或治疗导致静脉损伤。以上各种病因导致静脉血栓形成的机制并非是单一的，往往是综合因素，如手术除可对局部静脉造成损伤外，术后长期卧床使静脉血流缓慢，大手术后还使血液处于高凝状态。

一、病理生理

　　深静脉血栓形成：主要是由于血流缓慢及高凝状态所引起，故血栓大部分由于红细胞伴有少量纤维蛋白和血小板组成，所以血栓的远端与血管壁仅有轻度粘连，容易脱落而形成肺栓塞。同时深静脉血栓形成使血液回流受阻，导致远端组织水肿及缺氧，以及浅表静脉曲张，形成慢性静脉功能不全综合征。

　　浅静脉血栓形成：本症常见于长时间或反复静脉输液，特别是输入刺激性较大的药物时,在曲张的静脉内也常可发生。其病理特点是静脉壁常有不同程度的炎症反应,血管内膜增生、增厚,血管腔内血栓形成,血栓常与管壁粘连而不易脱落。由于交通支的联系有时可同时形成深、浅静脉血栓。由于浅静脉血栓形成不致造成肺栓塞和慢性静脉功能不全,因此在临床上远不如深静脉血栓形成重要。

二、临床表现

(一)血栓性浅静脉炎

血栓性浅静脉炎多发生于四肢表浅静脉,如大、小隐静脉,头静脉或贵要静脉。急性期患肢局部红肿、疼痛,沿受累静脉走行可触及痛性索状硬条或串珠样结节,其周围皮肤温度增高,稍红肿。患者多无全身症状。1~3周后静脉炎症逐渐消退,局部遗留有硬条索状物和皮肤色素沉着。游走性血栓浅静脉炎,是指浅静脉炎症发生部位不定、此起彼伏、反复发作,是人体浅静脉炎中的一种特殊类型。胸腹壁血栓性浅静脉炎,是指胸壁,乳房,两肋缘及上腹部出现静脉血栓形成,并同时有炎性病理改变的一种常见疾病,亦称 Monder 病。

(二)深部静脉炎

其症状轻重不一,取决于受累静脉的部位、阻塞的程度和范围。其主要临床表现是肢体肿胀、疼痛和浅静脉怒张,后期出现营养障碍性改变,伴有淤积性皮炎,色素沉着或浅表性溃疡,股、胫周径较健肢粗 1 cm 以上,行走时肿痛加重、静卧后减轻,静脉造影可见患肢深静脉血管狭窄或堵塞。但仍有些患者可全无症状,而以大块肺栓塞表现为第一症状。

三、实验室和其他检查

(一)静脉压测定

患肢静脉压升高,提示测压处近心端静脉有阻塞。

(二)超声检查

二维超声显像可直接见到大静脉内的血栓,配合 Doppler 测算静脉内血流速度,并观察呼吸和压迫动作的正常反应是否存在。此种检查对近端深静脉血栓形成的诊断阳性率可达 95%;对远端者诊断敏感性仅为 50%~70%,但特异性可达 95%。

(三)放射性核素检查

对腓肠肌内的深静脉血栓形成的检出率可高达 90%,而对近段深静脉血栓诊断的特异性较差。

(四)阻抗容积描记法和静脉血流描记法

对近端深静脉血栓形成诊断的阳性率可达 90%,对远端者诊断敏感性明显降低。

(五)深静脉造影

从足部浅静脉内注入造影剂,在近心端使用压脉带,很容易使造影剂直接进入到深静脉系统,如果出现静脉充盈缺损,即可作出定型及定位诊断,并可明确侧支循环的情况。

(六)D-二聚体

D-二聚体$<$400/L,对于深静脉血栓形成的阴性预测值$>$96%。

四、诊断

血栓性浅静脉炎有静脉壁损伤病史及典型临床表现,诊断较容易。对于长期卧床、骨科手术后或合并恶性肿瘤等危险因素的患者,当其出现一侧肢体肿胀和/或突发呼吸困难时,应考虑深静脉血栓形成,多普勒血管超声检查可确诊本病。

五、治疗

(一)浅静脉血栓形成

治疗上采取保守支持疗法,如休息、患肢抬高、热敷。非甾体抗炎药可止痛并可防止血栓发展。对大隐静脉血栓应密切观察,如发展至隐-股脉连接处,则应考虑抗凝治疗以防止深静脉血栓形成。

(二)深静脉血栓形成

治疗深静脉血栓形成的主要目的是预防肺栓塞,特别是病程早期,血栓松软与血管壁粘连不紧,极易脱落,应采取积极的治疗措施。

1.一般治疗

急性期应卧床 3~5 天,抬高患肢超过心脏水平改善静脉回流,直至水肿及压痛消失。

2.抗凝治疗

抗凝治疗是深静脉血栓形成最重要的治疗。抗凝治疗的目的是阻止已形成血栓的延伸及新血栓的形成。疑诊深静脉血栓形成而又无强烈禁忌证者即可开始抗凝治疗。常用的抗凝药物有普通肝素、低分子肝素及华法林。抗凝治疗必须开始于肝素或低分子肝素，长期维持治疗改为华法林。华法林必须与肝素或低分子肝素重叠使用 5 天以上，其后若连续 2 天国际标准化比率(INR)≥2.0 方可停用肝素。抗凝治疗应尽早开始，疗程至少 3 个月，高危患者需持续 6～12 个月，甚至终生抗凝治疗。

3.溶栓治疗

血栓形成早期尿激酶等也有一定的效果，虽不能证明预防肺栓塞方面优于抗凝治疗，但如早期应用，可加速血栓溶解，有利于保护静脉瓣，减少后遗的静脉功能不全。

4.下腔静脉滤器放置术

出血素质不宜抗凝治疗者，或深静脉血栓进展迅速已达膝关节以上者，为预防肺栓塞可考虑使用。

六、预防

佩戴弹力袜改善下肢静脉曲张。对于血液高凝状态的患者在积极纠正基础疾病的同时，应注意避免四肢、躯干等好发部位的外伤。此外，静脉穿刺过程中避免同一部位反复穿刺及使用强刺激性药物。同时严格无菌操作，防止静脉植入物造成的感染。

第二节　多发性大动脉炎

多发性大动脉炎是一种主要累及主动脉及其主要分支血管的慢性非特异性炎性病变，常引起不同部位动脉狭窄或闭塞，少数也可引起动脉扩张或动脉瘤，出现相应部位缺血表现。历史上本病有不同的病名描述，如无脉症、主动脉弓综合征、Takayasu 病等。

本病好发于亚洲、中东地区，西欧与北美少见。发病年龄多为 5～45 岁，约 90% 患者在30 岁以内发病，多发生于年轻女性。

一、病因及病理

病因尚不明确，多认为与遗传因素、内分泌异常、感染(结核分枝杆菌、链球菌或立克次体等)后机体发生免疫功能紊乱以及细胞因子的炎症反应有关。在遗传因素中,现已确认大动脉炎的发病与人类白细胞抗原系统相关联,且不同种族患者和不同的 *HLA* 基因相关联。

基本病变呈急性渗出、慢性非特异性炎症和肉芽肿表现。病变好发部位为主动脉弓及头臂动脉、锁骨下动脉、颈总动脉及肾动脉等,也可累及肺动脉和冠状动脉。大多数患者病变侵及 2 支以上动脉。病变累及动脉全层,可见弥漫性纤维组织增生,导致动脉管腔不同程度狭窄或闭塞,偶合并血栓形成。如病变进展较快,动脉壁弹力纤维和平滑肌纤维遭受破坏或断裂而纤维化不足,可引起动脉扩张或动脉瘤形成。

二、临床表现

在发病初期可有全身不适、易疲劳、发热、食欲缺乏、恶心、出汗、体重下降等全身症状。血管狭窄或闭塞后,根据受累血管不同,出现不同器官缺血的症状。根据受累部位的不同,临床常见类型如下。

(一)头臂动脉型(主动脉弓综合征)

颈动脉和椎动脉狭窄或闭塞,可引起脑部不同程度缺血,出现头晕、眩晕、头痛、视力减退,视野缩小甚至失明、咀嚼无力等,缺血严重者可有反复晕厥、抽搐、失语、偏瘫。锁骨下动脉或无名动脉受累,可引起单侧或双侧上肢缺血,出现上肢无力、发凉、酸痛、麻木,甚至肌肉萎缩。少数患者可发生锁骨下动脉窃血综合征而引起晕厥。体格检查可发现单侧或双侧颈动脉、桡动脉和肱动脉搏动减弱或消失,上肢血压明显降低或测不出。约半数患者于颈部或锁骨上部可闻及收缩期血管杂音,如有侧支循环形成,可出现连续性血管杂音。

(二)胸腹主动脉型

由于下肢缺血出现下肢无力、酸痛、发凉和间歇性跛行等症状。肾动脉受累可引起顽固性高血压。体格检查可见股动脉和足背动脉搏动减弱,单纯胸或腹主动脉狭窄时上肢血压增高而下肢血压降低或测不出。胸主动脉狭窄者可于背部脊柱两侧或胸骨旁闻及收缩期血管杂音,肾动脉受累时大多数患者可于上腹部闻及收缩期血管杂音。

(三)广泛型

具有上述两种类型的临床表现和相应体征。

(四)肺动脉型

上述三种类型中约 50% 的病例均可合并肺动脉受累,各类型中肺动脉受累的比例无明显差别,单纯肺动脉受累者罕见。临床上出现心悸、呼吸困难,晚期可并发肺动脉高压而出现相应症状。肺动脉瓣听诊区可闻及收缩期杂音和肺动脉瓣第二音亢进。

(五)其他

累及冠状动脉开口处,可出现心绞痛,甚至心肌梗死。累及肠系膜动脉可有腹痛等腹部症状。

三、辅助检查

(一)实验室检查

疾病活动期可见红细胞沉降率增快、C反应蛋白增高,白细胞计数增多,血清蛋白降低而 α、γ 球蛋白增高。抗内皮细胞抗体及抗主动脉抗体阳性对诊断有一定帮助。

(二)影像学检查

多层螺旋 CT 和磁共振血管造影(MRA)已经取代 X 线血管造影,成为多发性大动脉炎诊断和分型的首选检查。

(三)其他检查

如多普勒血管超声、X 线检查、眼底检查、同位素等可用于评价血管病变形态和靶器官损害情况。

四、诊断及鉴别诊断

典型临床表现者诊断并不困难,具有以下一种以上表现者,应怀疑本病:①单侧或双侧上肢出现缺血症状,伴脉搏减弱或消失,血压降低或测不出;②脑缺血症状伴有单侧或双侧颈动脉搏动减弱或消失,以及颈部血管杂音者;③按期发生高血压或顽固性高血压伴上腹部二级以上高调收缩期血管杂音者;④原因不明低热,伴有血管杂音及四肢脉搏或上下肢血压差有异常改变者;⑤无脉病有眼底改变者。有怀疑者需进一步作相关检查以明确动脉狭窄部位、程度及范围。

多发性大动脉炎主要与先天性主动脉缩窄、动脉粥样硬化、肾动脉纤维肌发育不良、血栓闭塞性脉管炎、白塞病、结节性多动脉炎等疾病鉴别。

五、治疗

如有感染应积极控制感染。糖皮质激素对急性活动期有助于防止或减缓病变发展,但对已有狭窄或闭塞的血管病变并无效果。对活动期患者可用泼尼松

（龙）1 mg/（kg·d），病情好转后递减，直至病情稳定，5～10 mg/d 维持。单用糖皮质激素疗效不佳者可合用免疫抑制剂如甲氨蝶呤等。对症治疗可用降压药物、外周血管扩张剂、改善微循环药物和抗血小板药物等。对静止期患者，因重要血管狭窄或闭塞，影响脏器供血，可考虑手术治疗，如介入治疗，人工血管重建术、内膜血栓清除术和血管搭桥术等。

第三节　雷诺综合征

雷诺综合征属动脉痉挛性疾病，是肢端小动脉痉挛引起手或足部一系列皮肤颜色改变的综合征，常于寒冷刺激或情绪波动时发病。可分为原发性和继发性两类。原发性者即雷诺病，本病的发生无任何与之相关的全身疾病或可确定的基础病因。继发性者又称雷诺现象，即有引起雷诺现象的基础疾病。临床上较常见和重要的是后者，约占本症的 2/3，而雷诺病则少见。

一、发病机制

目前关于雷诺综合征的具体发病机制不明，一般认为可能与下列因素有关：神经精神因素、寒冷刺激、内分泌因素和职业因素。如患者对寒冷刺激比较敏感，在寒冷地区本病的发病率较高。且患者多是交感神经兴奋型，可能与中枢神经功能紊乱，交感神经功能亢进有关。长期从事震动性机械的工人如气锤操作工，其发病率高达 50%。此病女性占 70%～90%，症状在月经期加重，妊娠期减轻，可能与性激素有关。同时相当多的患者患有结缔组织疾病。

二、分期

雷诺综合征的病理生理变化可分三期。

（一）痉挛缺血期

指、趾动脉最先发生痉挛，继之毛细血管和小静脉亦痉挛，皮肤苍白。

（二）淤血缺氧期

动脉痉挛先消退，毛细血管内血液淤滞、缺氧，皮肤出现发绀。

（三）扩张充血期

痉挛全部解除后，出现反应性血管扩张充血，皮肤潮红，然后转为正常肤色。

三、临床表现

雷诺综合征多见于 30 岁以下的女青年,男女发病比例约为 1 : 10,常于寒冷季节发病。典型临床表现是手冷或情绪激动后出现肢端皮肤颜色间歇性改变。其发作的特点主要如下。

(1)发病时手指皮肤苍白,数分钟后转为发绀,再由发绀转为潮红,继而肤色恢复正常。一般由苍白转至正常为 15～30 分钟。当苍白和发绀时,有指端麻木、刺痛、发凉、感觉迟钝。转为潮红时有轻度烧灼,胀痛。随肤色恢复正常而消失。

(2)双手同时发病,且呈对称性。发自指末节、逐渐向全指和掌指扩展,但不超过掌面。

(3)反复频繁发作者,表现为手指皮肤变薄,紧缩、硬韧,伴有关节失灵或僵硬,甚则静息痛和指端溃疡。

(4)患者常伴有情绪易激动、忧郁、伤感、多疑、失眠、多梦、周身痛无定处等精神症状。

(5)常在寒冷季节或遇到冷刺激或情绪刺激时发作。

四、诊断

依据以下临床表现基本可诊断为雷诺综合征:20～40 岁女性,常在寒冷季节或遇到冷刺激或情绪刺激时发作,患者常伴有情绪易激动、忧郁、伤感、多疑、失眠等症状,典型的发作性、对称性、间歇性手指皮肤颜色的变化。此外,还可以进行一些辅助实验。

(一)冷水试验

双手浸入 4 ℃水中 1 分钟,观察是否诱发皮肤变化。或在 30 ℃室温下测手指皮温后,将手浸入 4 ℃水中 2 分钟,观察皮温恢复时间,正常不超过 10 分钟,超过 30 分钟为阳性。

(二)微循环检查

发病时检查有助于诊断。

(三)动脉造影

必要时,作上肢动脉造影,了解手指动脉情况,有助于确定雷诺综合征的诊断,还能显示动脉是否有器质性病变。

(四)免疫学检查

提示全身结缔组织疾病的抗核抗体、类风湿因子、免疫球蛋白电泳、补体值、抗天然 DNA 抗体、冷凝球蛋白,以及库姆斯氏试验等,应作为常规检查。

本病应与腕管综合征、手足发绀症及红斑性肢痛症鉴别。腕管综合征是由于正中神经在腕管内受压迫而引起,主要临床表现是手指烧灼样疼痛,活动后手指麻木可解除。手指痛觉减退或感觉消失,长期病史可伴有鱼际肌肉萎缩,但无间歇性皮肤颜色改变,无对称性等特点。手足发绀症是一种原因未明的,以手足对称性、持续性皮色发绀为特征的末梢血管功能性疾病。发病年龄多在 20 岁左右,以青年女性为多见,患者较瘦弱,常述周身怕冷,双手足皮肤呈发绀色,皮肤温度明显降低(触之冰冷),手发胀,此症在寒冷季节和肢体下垂时加重,在温暖季节和双手上举时减轻,按摩双手双足可使发绀色减轻或恢复正常肤色。红斑性肢痛症是一种原因不明的末梢血管舒缩功能障碍性疾病,本病多见于 20～40 岁青壮年,男性多于女性。多同时累及两侧肢端,以双足更为多见。表现为足趾、足底、手指和手掌发红、动脉搏动增强,皮肤温度升高,伴有难以忍受的烧灼样疼痛。多在夜间发作或加重,通常持续数小时。受热、环境温度升高、运动、行立、足下垂或对患肢的抚摸均可导致临床发作或症状加剧;静卧休息、抬高患肢,患肢暴露于冷空气中或浸泡于冷水中可使疼痛减轻或缓解。患者不愿穿着鞋、袜及将四肢放于被内,惧怕医师检查。肢端可有客观感觉减退,指(趾)甲增厚,肌肉萎缩,但少有肢端溃疡、坏疽,可与雷诺综合征相鉴别。

五、治疗与预防

雷诺综合征治疗的最重要的方面是查找并治疗原发病。对症治疗分为药物疗法和手术治疗,依据患者具体情况加以选用。

(一)一般治疗

避免寒冷刺激和情绪激动,解除患者精神上顾虑;禁忌吸烟;避免应用麦角胺、β 受体阻滞剂和避孕药;明显由职业原因所致者(长期使用震动性工具、低温下作业)尽可能改换工种;防止手指局部创伤。

(二)药物治疗

用交感神经阻滞药物及其他血管扩张药,以解除血管痉挛,降低外周血管对寒冷刺激的反应。临床上采用的药物有下述几种。

1.α 受体阻滞药

阻断去甲肾上腺素和肾上腺素与血管壁的受体结合,使血管扩张,常用酚苄明、哌唑嗪和妥拉苏林。以妥拉苏林为例,口服每次 25～50 mg,每天 4～6 次,饭后服用;症状严重者,每次剂量可增至 50～100 mg;肌内注射、静脉或动脉内注射剂量每次 25～50 mg,每天 2～4 次。

2.肾上腺素能神经阻滞药

肾上腺素能神经阻滞药可选用胍乙啶、甲基多巴和利血平等口服,1 mg/d,疗程为 1～3 年,可使症状发作次数减少、程度减轻。

3.钙通道阻滞剂

钙通道阻滞剂可阻滞细胞对钙的摄入,降低平滑肌收缩力,使肌肉松弛,从而使血管扩张。以硝苯地平为例,口服 20 mg,每天 3 次,疗程 2 周～3 月,可明显改善中、重度雷诺综合征的临床症状。

近来,一些专家报道下述药物治疗雷诺氏征也获得良好疗效。

(1)前列腺素:前列腺素 E_1 和前列环素都具有扩张血管和抑制血小板聚集的作用,对手指感染坏疽的雷诺综合征疗效满意。静脉输注 PGE 110 ng/min,共 72 小时;输注 PGI_1(7.5 ng/kg/min,连续 5 小时)每周 1 次,共 3 次;疗效一般持续 6 周。

(2)司坦唑醇:一种具有激活纤维蛋白溶解酶作用的同化类固醇激素,据报道能溶解沉积于指动脉的纤维蛋白以及降低血浆黏稠度。口服 5 mg,每天 2 次,共 3 月。

此外,局部涂擦硝酸甘油软膏,每天 4～6 次,经临床使用能明显减少雷诺征发作次数,麻木和疼痛显著减轻。

(三)外科治疗

绝大多数(80%～90%)雷诺综合征患者,经内科治疗后可使症状缓解或停止进展,仅少数患者经足够剂量和疗程的药物治疗无效、病情恶化,症状严重影响工作和生活,或指端皮肤存在营养性改变者,可考虑施行交感神经节切除,但手术前应进行血管舒缩反应测定,如果血管舒缩指数不足,则交感神经节切除术就不能获得预期的效果。据报道术后症状能改善者仅占 40%～60%,但症状缓解时间不长,往往术后 2 年症状复发;对伴有动脉闭塞性病变的患者疗效肯定;对伴有结缔组织病的患者疗效不佳。

老年常见心血管病

第一节 老年低血压

老年期低血压指收缩压≤12 kPa，舒张压≤5.3 kPa 而言。＞10.7 kPa 才出现临床症状。老年期低血压有如下三种类型，本节重点叙述老年直立性低血压。

一、无症状性低血压

无症状性低血压即血压虽低，但因为老年人工作、活动量较小，在一般安静状态下可无症状。但是在应激状态如情绪刺激、感染等情况下，则因老年人的血压调节能力减退、脑部血液不能得到及时充分供应而出现症状。老年无症状性低血压，血压多在 12/8 kPa 左右，因无症状，常在健康体检及临床查体测血压时发现。一般发生于体质较瘦弱的老年人或身体多病虚弱的老年人。此类老年人常有循环功能减退、心肌张力降低，血管弹性减弱或血容量减少等。

二、症状性低血压

当收缩压＜10.7 kPa，特别是＜9.3 kPa 时，则因不能保证脑部正常活动所需要的最低血流灌注而出现头昏、眼花、耳鸣、周身乏力等症状。

三、直立性低血压

老年直立性低血压亦称直立性低血压，在老年病门诊及住院患者中，老年直立性低血压是较为常见的。正常人站立时，为保持脑血管的压力和血液流量，可通过交感神经反射性收缩下肢血管以"托住"随重力作用向下的血液流动，使血压保持在一定水平上，不会发生直立性低血压。而老年人由于动脉硬化、血管弹性降低和压力感受器对血压波动的调节功能下降，即压力感受器的反射功能减退，则不能立即有效地收缩下肢血管，所以在平卧位转为直立后血液往下肢流动,血压也就往下降,主要是收缩压降低较大(舒张压也相应有下降)。特别是有脑血管病、心功能不全、心律失常、爱迪森病、甲状腺功能低下、下肢静脉曲张、贫血、低血容量和使用血管扩张剂、利尿剂、降压药、镇静安眠药等情况下,则更易发生直立性低血压。

(一)临床表现

(1)临床上约有 1/3 的老年人会发生直立性低血压,而且随年龄增加而更多。主要表现为平卧坐起、直立或蹲位突然起立时,感到头晕、眩晕、眼花、耳鸣等,上述症状卧位后可立即减轻或消失,重症者可出现步态不稳、行走偏斜、视物模糊、语言不清、出汗、突然昏倒、大小便失禁,甚至心跳呼吸停止而危及生命。

(2)在卧位直立或蹲位直立 1 分钟或更长时间后收缩压下降 2.7 kPa (20 mmHg),舒张压也可相应下降。

(二)诊断标准

受检者安静仰卧 10 分钟,然后每分钟测血压、脉率 1 次,直至两次血压值近似时取其作为体位变化前的血压值。然后嘱其站立,将上臂置于与心脏相同水平,再测血压、脉率,记录即时及其后每分钟血压共7次,与站立前相比较。立位血压至少下降 2.7/1.3 kPa 且持续 2 分钟以上者,可确定为直立性低血压。

(三)防治

1.早期发现

早期发现老年期低血压特别是直立性低血压时,对老年人应定期测量血压,并且注意观察卧位、立位的血压变化,特别是对卧位、蹲位立起后有头昏、眼花的老年人更要注意测量卧、立位血压,及早确定有无直立性低血压,并及早采取措施早期治疗,避免发生意外。

2.已确诊

以确诊的直立性低血压的老年患者,嘱其在日常生活中注意以下几点。

(1)以卧位、蹲位立起时动作宜缓慢,切不可过猛过急,站立时间不要过长,行走时要当心以免发生意外。

(2)根据身体情况循序渐进的进行一些体育锻炼,以增强下肢肌肉对血管的支持和挤压作用,维持和调节血压。

(3)睡眠时头位抬高 15~20 cm,以有助于保持脑血流量及神经调节反应。也可将床头与地面调成 20°以上斜度,这样可降低肾动脉压,有利于肾素的释放和有效血循环量的增加。

（4）避免使用镇静药、安眠药、血管扩张药、利尿药及降压药等，因为这些药物均能使血压下降。

（5）避免大量进食，应多次分餐进食，餐后不要多活动，还要避免饮酒。

3.治疗措施

（1）对症状较重患者行物理疗法，穿紧身腹带、紧身裤及长弹力袜，以减少外周血管内血液淤积，增加静脉回流。

（2）放宽对饮水及摄钠的限制，增加饮食中的含盐量，晨起喝茶或咖啡以增加血容量，有升高立位血压之功效，但要防止心力衰竭及电解质紊乱。

（3）及时治疗容易导致低血压的心力衰竭，心律失常，水、电解质、平衡紊乱，贫血和神经系统疾病等。

（4）升高血压，如血管升压药和拟交感神经药麻黄素、间羟胺等，临床从小剂量试用，有一定升压效果，但对心、脑血管有不良反应。比较安全的有益气、升压、生津作用的人参、麦冬、五味子（升脉饮）等中药治疗更为适宜。

4.无症状低血压

对无症状低血压不需特殊处理，可通过适当循序渐进地参加一些体育活动增强体质，如慢步、太极拳等，以提高血压变化的调节能力，也可服用八珍汤等补益气血的中药。对有症状的低血压处理同直立性低血压。

第二节　老年扩张型心肌病

一、分类

心肌病可分为两类：一类病因不明的原发性心肌病，有三种类型，即扩张型心肌病、肥厚型心肌病及限制型心肌病。克山病及围生期心肌病的表现类似扩张型心肌病，以往曾划入原发性扩张型心肌病，后因其有独特的发病特点而从原发性心肌病中划分出来；另一类为病因明确的或与全身性疾病有关的继发性心肌病，如酒精性心肌病、糖尿病性心肌病、尿毒症性心肌病等。在此仅就老年人中常见的扩张型心肌病加以叙述。

二、病因

至目前病因尚不明确，可能与下列因素有关。

(一)病毒感染

临床上部分扩张型心肌病,是由病毒性心肌炎延续而来,尤其是苛萨奇 B 病毒感染,故有人称之为"心肌炎后心肌病"。

(二)家族遗传

扩张型心肌病中 10%～20% 有家族史,并能检测出一些遗传学异常,故有"家族性心肌病"的提法。

(三)营养不良

肝硬化患者并发本病的较多,还有一些营养不良的中老年人的发病率也较高,这提示本病可能与营养因素有关,在营养不良的情况下,体内必需的氨基酸或一些微量元素缺乏可能会导致患病。

三、诊断

(一)临床表现

(1)扩张型心肌病是最常见的心肌病,尤以中老年人居多,50～70 岁集中,男性多于女性。

(2)主要症状为疲乏无力,心悸气短,劳力性呼吸困难,进而出现夜间阵发性呼吸困难,高枕位或端坐性呼吸困难。

(3)主要体征为不明原因的心脏扩大(呈普大型)、心力衰竭(左心衰竭或全心衰竭)、心律失常(各种心律失常,以期前收缩、房颤多见)。此外,心尖区可闻及收缩期杂音,为左心室扩大造成二尖瓣关闭不全所致,少数患者可闻及短促的舒张期杂音,为二尖瓣相对狭窄引起,上述杂音随心力衰竭加重而减弱或消失,心力衰竭控制又可闻及,肺动脉第二音可因肺动脉高压而增强。早期由于心排血量增加血压可升高,到中晚期心排血量减少,血压下降,脉压缩小。疾病晚期可出现胸腔积液、腹水、肝大、黄疸等。

(二)实验室及特殊检查

1.血、尿、便常规检查

多为正常,病程长者可有贫血、低蛋白血症,肝、肾功能异常,心肌酶谱多为正常或轻度升高。

2.心电图

可有心室肥厚,ST 段及 T 波改变,偶见异常 Q 波,但缺乏特异性,而多种心律失常并存是扩张型心肌病心律失常的特点。

3.超声心动图

扩张型心肌病超声心动图检查有特征性改变,腔大,各房室腔扩大,早期可仅有左心室腔扩大;壁薄,心室壁变薄;口小,指二尖瓣开放幅度减小,亦有主动脉根部内径缩小;广泛性运动减弱,早期亦可呈节段性运动异常;心功能不全,部分患者可见附壁血栓。

4.X线检查

早期多为左心室扩大,逐渐全心扩大呈普大型,晚期全心显著扩大,透视下呈静而少动的心影,有时很难与大量心包积液区别。

(三)鉴别诊断

扩张型心肌病的高发年龄,同样也是高血压心脏病、冠心病的高发年龄,而且临床表现又有许多相似之处。因此,对其鉴别具有重要的临床意义。

1.冠心病

扩张型心肌病与冠心病都可有 ST-T 改变及异常 Q 波,心律失常、心功能不全及胸痛,因此,必须加以鉴别。

鉴别要点为以下几点。

(1)冠心病多有反复心绞痛发作病史,有的曾发生过心肌梗死。

(2)冠心病的心力衰竭是发生在中晚期后或发生在急性梗死之后,而扩张型心肌病一开始就有心力衰竭表现。

(3)冠心病以左心室扩大为主,室壁活动为节段性运动异常;而扩张型心肌病是全心扩大,室壁运动普遍减弱。

(4)冠状动脉造影,冠心病有冠状动脉狭窄,而扩张型心肌病则无此改变。

2.高血压心脏病

(1)扩张型心肌病亦可有血压升高,应与高血压心脏病相鉴别,但扩张型心肌病的血压升高是在心力衰竭初期血压轻度升高,随心力衰竭加重而血压下降,高血压导致高血压心脏病往往有较严重的高血压,且在多年高血压之后发生心脏改变,最后发生心力衰竭,这些容易与扩张型心肌病相鉴别。

(2)高血压心脏病以左心室肥厚伴有主动脉增宽、延长、迂曲为特征;而扩张型心肌病则以心脏普大、心腔扩大、室壁变薄为特征,二者不难鉴别。

3.心包积液

(1)心包积液患者有奇脉,心尖冲动点在心浊音界内侧,卧床时心底部浊音界增宽,扩张型心肌病无此征象。

(2)超声心动图检查,心包积液时心包内有液性暗区,而心脏大小、室腔及室壁厚度多正常,因此可明确与扩张型心肌病鉴别。

四、治疗

扩张型心肌病到目前尚无特效治疗方法,一般采取如下措施。

(一)一般治疗

避免劳累,戒酒,禁用对心脏有害的药物,防治合并感染,改善营养状况。

(二)纠正心力衰竭

扩张型心肌病心力衰竭常为初发表现,心力衰竭的治疗,与其他疾病所致的心力衰竭基本相同。

1.正性肌力药物

首选洋地黄制剂,但应注意此类患者由于心脏特大,易发生洋地黄中毒,用量宜偏小。

2.血管扩张剂

硝酸甘油、异山梨酯扩张静脉,减轻前负荷,对改善心功能有益。

3.转换酶抑制剂

卡托普利、依那普利等,可通过减轻心脏前后负荷改善心功能,并可使 β 受体上调,恢复心脏储备功能。

4.β 受体阻滞剂

心力衰竭患者常伴有心肌 β 受体密度下调,心肌储备能力下降,致使药物疗效降低或无效,为提高心肌 β 受体密度,改善心肌反应性,在收缩压不低于 12 kPa、心率不低于 60 次/分情况下,可试用 β 受体阻滞剂,如美托洛尔或阿替洛尔6.25 mg每日 2～3 次,连用 3～6 个月,可使心功能改善,并可预防恶性心律失常发生。

(三)抗心律失常

多种心律失常合并发生是扩张型心肌病的特征,故有效地抗心律失常对改善心功能、预防猝死是有益的。

(四)心脏移植

因目前对扩张型心肌病常无特效的药物,对晚期患者心脏移植可以说是改善预后的唯一有效手段。术后 1 年存活率80％,5 年存活率60％～70％。

第三节　老年主动脉疾病

老年主动脉疾病绝大多数是由动脉粥样硬化所引起，个别病例由梅毒所致。

一、主动脉硬化

主动脉硬化是由主动脉粥样硬化所致，因为主动脉管腔粗大，常无症状。但是可因主动脉根部扩张，而导致主动脉瓣关闭不全，多普勒超声心动图可见到主动脉瓣反流，X线胸片可见主动脉伸长、扩张、扭曲，有时还可见到线条状钙化影。一般无须特殊治疗。

二、主动脉瘤

在老年主动脉疾病中主动脉瘤是比较常见的。一组60岁以上2 155例尸检中，有76例（3.5%）出现主动脉瘤。动脉粥样硬化性主动脉瘤以腹主动脉瘤为多见，其次为胸主动脉，主要见于降主动脉瘤。主动脉瘤有许多无症状，但瘤体增大压迫附近器官时，则出现相应的症状，如压迫食管时出现吞咽困难，附壁血栓脱落可引起栓塞症，亦有缓慢增大而破裂失血休克死亡者。故对主动脉瘤必要时行外科手术治疗。

三、主动脉夹层动脉瘤

主动脉夹层动脉瘤发病急，进展快，病死率高，是心血管急重症之一。以往本病生前能够确诊者很少，故一直认为是一种罕见的疾病。近十余年来，由于心血管造影技术及超声心动图在临床上的广泛应用，国内外有关本病的报告逐渐增多，说明此病并不罕见。主动脉夹层动脉瘤是血液渗入主动脉壁分开其中层形成夹层血肿。可引起剧烈疼痛、休克和压迫症状，如病变侵犯主动脉大分支，则相应的器官可发生缺血症状。如瘤体继续扩大，可向动脉壁外膜破裂而引起大出血。

（一）发生机制

主动脉壁中层变性可能是本病的发生基础，主动脉壁中层变性的原因尚不清楚，可能是主动脉壁对血液动力应激的非特异性改变，常发生于下述几种疾病情况下。

（1）马方（Marfan）综合征：主动脉狭窄等先天性畸形患者，易发生主动脉夹层动脉瘤,而且多是早期发病。在这些先天性畸形中心血管系统有明显的缺陷。

(2)高血压病:主动脉夹层动脉瘤与高血压病有一定的关系,可能与高血压增加血液动力对主动脉壁的作用负担有关。

(3)动脉粥样硬化,梅毒性主动脉炎:动脉粥样硬化不是主动脉中层变性的原因,但可使内膜及中层遭到破坏,这两种病变常常并存,梅毒性主动脉炎较常引起主动脉夹层动脉瘤。

(4)妊娠晚期、产褥早期:一组49例40岁以下的主动脉夹层动脉瘤患者中,有24例为妊娠妇女,其中产前发生者20例,分娩时发生者2例,产后发生者2例,且多为初产妇,这可能与妊娠后期血压升高和血容量增加等促发因素有关。

(5)有人报告黏液水肿伴发主动脉夹层动脉瘤;亦有人报告在进行主动脉内囊反搏术、主动脉行插管(导管),注射造影剂,由于操作不当,损伤内膜形成夹层动脉瘤。

(二)临床表现

主动脉夹层动脉瘤可分为升主动脉型(为主动脉近端的夹层动脉瘤及远端的夹层动脉瘤逆行扩散至主动脉弓及升主动脉)、降主动脉型(指远端的夹层动脉瘤不伴有近端的病变)两型,前者发病率高,病情危重,多很快死亡,且多见于年龄较轻者。男性发病率高于女性2倍,平均好发年龄为50~60岁。

1.疼痛

发病开始时绝大多数患者突然发生胸部、胸骨后或上腹部剧烈疼痛,可放散至颈背部。疼痛性质为撕裂样或刀割样感觉。疼痛呈持续性,约1/3的患者疼痛持续至死亡。若病变转为慢性,一般2~3周后可以缓解,其原因是夹层血肿的瘤体远端再破入内膜形成双通道主动脉而症状缓解,或因夹层血肿血液凝固或纤维化而自行愈合。极少数患者无疼痛是因为发病早期出现晕厥而掩盖了疼痛症状。

2.血压升高

发病时血压可突然升高,如原有高血压者,则血压升高更明显。血压升高的原因可能与剧烈疼痛、精神高度紧张、肾缺血等因素有关。

3.血管性杂音

在主动脉夹层动脉瘤累及的相应部位可听到血管性杂音及震颤。近端型的可在主动脉瓣听诊区出现收缩期杂音,为收缩期大量血液进入夹层囊内(旋涡式的血流)造成的。亦可由于主动脉张力下降以及主动脉环扩大,而出现主动脉瓣关闭不全,可听到舒张期杂音;远端型则可在背部、腹部听到收缩期杂音。

4.不同部位夹层动脉瘤的表现

(1)若颈动脉发生夹层动脉瘤(常为主动脉瘤向上扩展所致),患者由于脑缺血可出现晕厥,有些患者出现四肢麻木、软瘫,甚至偏瘫及昏迷。

(2)若夹层影响到锁骨下动脉,使其供血障碍,则一侧上肢脉搏细弱,血压低或测不到,一侧上肢无脉。

(3)若夹层影响肋间动脉或腰动脉发生阻塞即引起截瘫,在损伤部位以下的躯干感觉丧失,常有尿潴留。

(4)若有腹主动脉或肠系膜动脉夹层动脉瘤,可有严重腹痛、恶心、呕吐等急腹症症状表现。

(5)若夹层累及肾动脉可出现腰部或脊肋角处疼痛或肾区能触及肿块,部分患者有血尿。肾急性缺血可引起急性肾衰竭及肾性高血压。

(6)若夹层动脉瘤扩展到两侧髂动脉,则下肢动脉搏动消失,影响外周神经血供,出现肢体疼痛、感觉消失、肌张力减弱或完全麻痹,严重缺血时可出现肢体坏死。

(7)若夹层动脉瘤波及冠状动脉,多在右冠状动脉,可引起急性心肌梗死。

(8)若夹层血肿破裂到心包腔时,可很快发生心包积血,引起明显的心脏压塞症状,病情急剧恶化以致死亡。

(9)若夹层动脉瘤压迫食管则出现吞咽困难,压迫左侧喉返神经出现声音嘶哑。

(10)夹层动脉瘤破裂到胸腔引起胸腔积血,一般多见于左侧,可出现胸痛、呼吸困难、咳嗽,偶见小量咯血,并同时出现出血性休克。

(三)诊断

(1)中老年人或40岁以下的妊娠后期、产褥早期妇女,突然发生剧烈胸痛,如撕裂样或刀割样,并向颈背部放散,应考虑有本病的可能,进行详细的检查,严密观察血压变化、心音变化、胸背部有无血管杂音等,并进一步观察有无夹层动脉瘤影响波及其他动脉器官的征象。

(2)对有上述临床情况者应反复拍摄X线胸片,如见主动脉增宽或局限性膨胀,且增宽日渐明显,则应考虑为近端主动脉夹层动脉瘤的可能。

(3)确诊则需逆行主动脉造影,连续电影摄影除可确定有无夹层动脉瘤外,还可确定裂口部位、真腔和假腔的大小等,这不但可以确定诊断,也是手术治疗前必须了解的问题。

（4）超声心动图对主动脉近端扩张、主动脉瓣关闭不全有帮助；对近端型夹层动脉瘤有时可看到前壁及后壁的分层现象。

此外，本病应与急性心肌梗死、急腹症（特别是胆囊炎）以及脑血管病、颈或胸椎段破坏性病变（根性痛等疾病）鉴别。

（四）治疗

本病预后差，病死率高，尤其是夹层扩展范围大、程度重以及心脏血管受累程度严重的病例，约 25％ 的患者死于 24 小时内，50％ 的患者死于 1 周内，75％ 的患者死于 1 个月内，几乎 90％ 的患者在 1 年内死亡，但近年来由于对本病的诊断水平提高，以及合理的内科治疗与外科手术的开展，使不少患者得以挽救生命，存活多年。

1.内科治疗

（1）解除疼痛：对急性期患者应严格卧床休息，有烦躁不安者都应给地西泮镇静，剧烈疼痛者给予注射吗啡或哌替啶，迅速止痛，这样一则可解除患者痛苦，二则使患者安静下来，可预防病情发展。

（2）降低血压：将收缩压降至 12.0～13.3 kPa（90～100 mmHg），只要能满足器官血供即可。动物实验证明，用降压药使血压降至 12.0 kPa（90 mmHg），结果夹层不再扩大。因此有效地降压治疗是使夹层不再扩展的重要治疗方法。常用硝普钠扩张血管减轻后负荷，待血压降至理想水平、维持数日后改用硝苯地平、卡托普利口服维持。

（3）减轻左心室收缩力，减慢左心室收缩速度，使心率降至 70 次/分左右，以减少血流对主动脉壁的冲击力。常用普萘洛尔，急性期给予 0.5 mg 静脉注射（缓慢），10～15 分钟重复应用1 次，使心率降至理想水平，以后可根据心率情况 4～6小时用药 1 次，病情稳定后改为口服，剂量根据心率情况掌握。

（4）慢性夹层动脉瘤患者（病程在 2 周以上），又无并发症的患者，且病情稳定，孤立的患者，可长期内科治疗。

2.外科治疗

（1）手术指征为：近端主动脉夹层动脉瘤；主动脉大的分支有阻塞、发生缺血者；夹层动脉瘤有破裂者；伴有明显主动脉瓣关闭不全者；内科治疗病变继续扩散者。

（2）手术方法：在体外循环下，进行人造血管搭桥术，有主动脉瓣关闭不全者进行瓣膜移植术。

四、主动脉窦瘤破裂

主动脉窦瘤亦称 Valsalva 窦瘤,以往认为是较少见的疾病,常合并其他心血管畸形,在未破裂前症状体征均不典型,易误诊为瓣膜病、冠心病等疾病,近年来超声心动图广泛应用,发现此病并不少见,国内报道此病占心内直视手术的2.95%~4.5%。窦瘤破裂后病情危急,应尽快确诊,手术治疗挽救生命。

正常主动脉根部在三个瓣叶相对处轻度扩张而形成三个窦。位于左前方并有左冠状动脉开口者为左冠状窦与左心室及心包临界,位于右前方并有右冠状动脉开口者为右冠状窦,其大部分突出到室上嵴和流出道,小部分在室间隔的膜及肌部;无名冠状动脉窦位于左、右心房的前方,大部分突入右房。

(一)病因

主动脉窦瘤形成的病因有两种。

(1)先天性(占绝大多数)是由于主动脉根部中层弹力纤维和瓣膜纤维组织之间缺乏连接或没有融合。其中不少病例同时合并有心脏其他畸形,依次为室间隔缺损、主动脉瓣关闭不全、动脉导管未闭、肺动脉瓣狭窄等。

(2)后天性多由感染性心内膜炎、主动脉夹层动脉瘤(近端型)、结缔组织病等损及主动脉壁,使之变得薄弱,如受主动脉内持久的搏动性高压推向邻近的低压心腔如右心室、右心房或左心房而形成的。

(二)临床表现

1.单纯型主动脉窦瘤(即破裂前期的窦瘤)

(1)窦瘤未破裂前多无临床表现,常因合并其他畸形或病变如在室间隔缺损、动脉导管未闭、主动脉瓣关闭不全或感染性心内膜炎等而来就诊进行检查,多在超声心动图检查中被发现。

(2)窦瘤突入不同部位所产生的临床表现:右冠状窦瘤突入右心室,可造成右心室流出道狭窄;个别窦瘤突出到三尖瓣环的上、下方,压迫附近的传导组织,发生束支或房室传导阻滞。左冠状窦瘤可因使左冠状动脉主干阻塞而发生心绞痛,甚至急性心肌梗死。窦瘤常引起主动脉瓣关闭不全,这是因为主动脉根部中层弹力纤维和瓣环组织之间缺乏连续或没有融合使瓣环失去悬吊作用;另一方面由于窦瘤向外突出,使该处主动脉瓣叶边缘弯曲,因而影响闭合,产生关闭不全。

2.破裂型主动脉窦瘤

由于窦瘤破裂口的大小不同及进展程度不同,临床表现可分为三型。①隐匿型：由于破裂口很小，且进展慢，临床可无症状或很少有症状，此型很少见。②渐进型：破裂口较小，又是逐渐进展扩大，病程从数日至数月甚至数年不等，表现有心悸、气急，头晕乏力等逐渐加重，此型约占窦瘤破裂的半数左右。③突发型：即突然发生症状，不少患者与过度用力、强力的体力活动感冒等有关，此型接近窦瘤破裂的半数。

(1)窦瘤破裂的突出症状：心悸和呼吸困难，心前区闷痛或剧痛，继之出现下肢水肿，肝脏急性充血肿大，上腹部疼痛。窦瘤破裂口径较大者，发生急性心力衰竭。经内科保守治疗后上述情况可得到明显改善。影响病程进展快慢和血流动力学变化的因素与破裂口大小有关，有人报道破裂口<3 mm 时，心功能在 Ⅰ～Ⅱ级，分流量在 50% 左右，当破裂口在 7～9 mm 以上时，心功能在 Ⅲ～Ⅳ级，分流量超过 50%。如果窦瘤破裂合并有其他心脏畸形或病变，如室间隔缺损、动脉导管未闭、感染性心内膜炎、主动脉关闭不全等，则因加重了心脏的负荷，病情发展加速加重。

(2)窦瘤破裂的体征：胸骨左缘出现粗糙响亮的连续性机器样杂音，破裂口大杂音强，可扪及细震颤，肺动脉瓣区第二音亢进。但应注意因破裂部位不同，杂音的部位及性质也随之改变：如窦瘤破入右心室流出道(最常见)，杂音在胸骨左缘 2、3 肋间最响，且呈连续性(左向右分流呈连续性)；如破入右房，杂音较轻；如破入左心室，杂音在心尖区或心前区，且仅有舒张期杂音(收缩期左心室压力高无分流产生)；破入左房杂音最响处在左腋下，性质呈连续性。当合并有其他心内畸形或病变时，杂音性质也有变异。颈静脉怒张、肝大、下肢水肿等右心衰竭体征明显，这是由于窦瘤破入右心后左向右的分流是连续性的，而且舒张期较收缩期大，因为舒张期右心室压力下降，破裂口松弛，口径变大，而收缩期瘤体扭曲。因此使右心室在整个心动周期中均处于过度负荷状态，所以右心室衰竭明显，少数患者有端坐呼吸、肺部湿啰音等左心衰竭表现。窦瘤破入心包腔时，则迅速出现急性心脏压塞表现，常很快死亡。

窦瘤破裂的另一表现为舒张压降低，脉压增大，这是由于窦瘤破裂收缩期分流量大，心排血量增加，收缩期动脉内压力较高，而舒张期压力下降较低的结果。

3.心电图检查

由于左心室容量负荷过重，可见左心室肥厚劳损心电图改变，破入右心有时可出现右束支传导阻滞或房室传导阻滞；破入心房亦可出现心房过度负荷如房性期前收缩、房性心动过速、房颤等改变。这些改变对窦瘤破入部位的判定有一定参考意义。

4.超声心动图检查

已成为主动脉窦瘤破裂的重要检查方法,准确性较高,其主要表现为主动脉根部异常和心室容量负荷过重之超声改变。彩色超声多普勒可见在破裂窦瘤处左向右分流。

5.X 线检查

当窦瘤破入右心房时,右心房显著增大;破入肺动脉时,肺动脉段突出,肺门血管出现舞蹈征;破入右心室时,右心室增大;心脏增大的大小与破裂口径呈正比。窦瘤破裂时心胸比率均可增大,增大多少亦与破裂口呈正相关。当破裂口径在 3～5 mm 时,心胸比率＜0.55;破裂口径在 7 mm 以上时,心胸比率超过 0.55。

6.心导管检查

进行右心导管检查来确定有无左向右分流、分流大小、部位、心腔内压及血氧含量的变化。但是根据右心导管检查结果与房间隔缺损、室间隔缺损难鉴别,必须结合临床加以分析考虑。

7.选择性主动脉造影

对确定诊断帮助较大,造影剂可显示主动脉窦瘤的部位、大小及破入的心腔,可帮助术前做出诊断。

(三)治疗

(1)对单纯型(破裂前期)的主动脉窦瘤,临床无症状,可随时观察,但对伴有阻塞左右心室流出道、压迫冠状动脉、传导系统、严重主动脉瓣关闭不全、引起血流动力学改变者,应尽早行手术治疗。

(2)对窦瘤破裂者,一旦确定诊断,应尽早手术治疗,因窦瘤破裂不会自行愈合,而且破裂时间愈长,对心肌、心功能损害愈大,对手术的耐受性越差。此时不论病情多么严重,合并畸形多么复杂,均不应视为手术禁忌证。因窦瘤一旦破裂,病情发展较快,预后恶劣。Da-Vidse 等指出破裂口直径在 8 mm 以上,多死于 2 个月内,5～6 mm 者可活到 1 年以上,因此窦瘤破裂,即使无症状或症状轻,也应尽早手术。术前应尽力改善心功能,以提高对手术的耐受性,给予强心剂(毛花苷 C、地高辛)利尿剂及血管扩张剂等。手术方法是在体外循环情况下缝合主动脉窦瘤;有畸形者同时纠治,如室间隔缺损及主动脉瓣关闭不全等,窦瘤破裂的手术效果非常显著,手术后心脏立即缩小,心功能亦迅速得到改善。

第四节　老年肺动脉高压

肺动脉高压实际上是由多种原因,包括基因突变、药物、免疫性疾病、分流性心脏畸形、病毒感染等侵犯小肺动脉,引发小肺动脉发生闭塞性重构,导致肺血管阻力增加,进而右心室肥厚扩张的一类恶性心脏血管疾病。患者早期诊断困难,治疗棘手,预后恶劣,症状出现后多因难以控制的右心衰竭死亡。

这一类疾病因病因谱广,预后差而成为日益突出的公共卫生保健沉重负担。不仅在西方发达国家备受重视,在我国等发展中国家也逐渐成为心血管疾病防治的重要任务。因此,心血管专科高级医师应该熟练掌握肺动脉高压临床特点,诊治规范,特别是右心室衰竭处理与左心衰竭的不同特点。

根据英国,美国以及我国有关肺动脉高压专家共识等指南性文件,建议临床医师首诊发现肺血管疾病患者,应该及时转往相应专科医师处进行专科评估和靶向治疗,以免贻误最佳治疗时机。另外,国内外经验表明,培训专科医师,建立专业准入制度以及相应区域性专科诊疗中心是提高肺血管疾病诊治水平的重要途径。值得强调的是,由中华医学会心血管病分会、中华心血管病杂志编辑委员会组织编写的我国第一个"中国肺动脉高压筛查诊断与治疗专家共识"(以下简称专家共识)于 2007 年 11 月在中华心血管病杂志正式发表,为更好规范我国心血管医师的临床诊治行为,提供了重要参考依据。

一、概念和分类

(一)历史回顾

1973 年世界卫生组织(WHO)在日内瓦召开了第 1 次世界肺高血压会议,会议初步把肺高血压分为原发性肺高血压(PPH)和继发性肺高血压两大类。1998 年在法国 Evian 举行的第 2 次 WHO 肺高压专题会议首次将肺动脉高压与肺静脉高压、血栓栓塞性肺高压区分开;并将直接影响肺动脉及其分支的肺动脉高压(PAH)与其他类型肺高血压严格区分;还将应用多年的原发性肺高血压分为散发性和家族性两大类。2003 年在威尼斯举行的第 3 次 WHO 会议正式取消了原发性肺血压这一术语,并使用特发性肺动脉高压(IPAH)和家族性肺动脉高压(FPAH)取而代之,特发性肺动脉高压和家族性肺动脉高压并列为肺动脉高压的亚类。

国内有专家建议使用"动脉型肺动脉高压"和"静脉型肺动脉高压"等概念。但肺静脉高压初期并不伴随肺动脉高压,如患者没有得到及时治疗,或导致肺静脉高压原因没有及时消除,才会逐渐伴随出现肺动脉高压。这一点在第 4 次世界卫生组织肺动脉高压会议(美国加州洛杉矶橘子郡,2008 年 2 月)上明确提出,称为"孤立的肺静脉高压",属于肺高血压。所以目前国际上多数专家还是倾向于把孤立的肺动脉高压和肺高血压严格进行区分来进行定义。

目前关于 2008 年 2 月第 4 次世界肺高血压学术会议上术语的最新进展,还有几点必须强调:①"家族性肺动脉高压"已经更改为"遗传性家族型肺动脉高压",而有骨形成蛋白 2 型受体(BMPR2)基因突变的特发性肺动脉高压患者,目前建议诊断为"遗传性散发型肺动脉高压"。②小孔房间隔缺损等左向右分流性先天性心脏病合并重度肺动脉高压患者,目前建议诊断为"类特发性肺动脉高压综合征"。

(二)肺高血压和肺动脉高压

肺高血压是指肺内循环系统发生高血压,整个肺循环,任何系统或者局部病变而引起的肺循环血压增高均可称为肺高血压(简称肺高压)。

肺动脉高压(PAH)是指孤立的肺动脉血压增高,肺静脉压力应正常,同时肺毛细血管楔压正常。

特发性肺动脉高压(IPAH)是肺动脉高压的一种,指没有发现任何原因,包括遗传、病毒、药物而发生的肺动脉高压。研究发现 26% 的特发性肺动脉高压患者合并 BMPR2 突变,但目前认为合并基因突变应诊为"遗传性散发型肺动脉高压"。

肺高血压的诊断标准:在海平面状态下,静息时,右心导管检查肺动脉收缩压>4.0 kPa(1 mmHg=0.133 kPa)和/或肺动脉平均压>3.3 kPa(25 mmHg),或者运动时肺动脉平均压>4.0 kPa(30 mmHg)。而诊断肺动脉高压的标准,除了上述肺高压标准之外,尚需肺毛细血管楔压(PCWP)≤2.0 kPa(15 mmHg),肺血管阻力>3。

(三)威尼斯会议肺高血压临床分类

尽管 2008 年 2 月第 4 次世界肺高血压会议重新对肺高血压进行了分类,但鉴于正式分类尚未发表,个别问题还存在争议,因此,本书仍采用威尼斯第 3 次世界卫生组织肺动脉高压专题会议制定的肺高血压诊断分类标准(表 8-1)。

表 8-1 2003 年威尼斯会议肺高血压临床诊断分类

1.肺动脉高压

    1.1 特发性肝动脉高压

    1.2 家族性肺动脉高压

    1.3 相关因素所致

    1.3.1 胶原血管病

    1.3.2 先天性体-肺分流性心脏病

    1.3.3 门静脉高压

    1.3.4 HIV 感染

    1.3.5 药物和毒物

    1.3.6 其他:甲状腺疾病,糖原贮积症,戈谢病,遗传性出血性毛细血管扩张症,血红蛋白病,骨髓增生性疾病,脾切除

    1.4 因肺静脉或毛细血管病变导致的肺动脉高压

    1.4.1 肺静脉闭塞病

    1.4.2 肺毛细血管瘤

    1.5 新生儿持续性肺动脉高压

2.左心疾病相关肺高压

    2.1 主要累及左心房或左心室的心脏疾病

    2.2 左心瓣膜病

3.与呼吸系统疾病或缺氧相关肺高压

    3.1 慢性阻塞性肺疾病

    3.2 间质性肺病

    3.3 睡眠呼吸障碍

    3.4 肺泡低通气综合征

    3.5 慢性高原病

    3.6 肺泡-毛细血管发育不良

4.慢性血栓和(或栓塞性肺高压)

    4.1 血栓栓塞近端肺动脉

    4.2 血栓栓塞远端肺动脉

    4.3 非血栓性肺栓塞[肿瘤,虫卵和/或寄生虫,外源性物质]

5.混合性肺高压

    类肉瘤样病,组织细胞增多症,淋巴血管瘤病,肺血管压迫(腺瘤,肿瘤,纤维性纵隔炎)

二、流行病学

(一)流行病学资料

由于特发性肺动脉高压发病率较低,而其他类型肺动脉高压诊断分类十分复杂,加之早期临床症状隐匿,不易发现,而且确诊依赖右心导管检查,因此普通人群流行病学方面资料较少。

特发性肺动脉高压可发生于任何年龄,但平均诊断年龄为 36 岁,男性确诊时年龄略高于女性。我国特发性和家族性肺动脉高压注册登记研究表明,女性发病率高于男性,女男比例约为 2.4∶1,与国外报道的(1.7~3.5)∶1 相似,目前研究未发现特发性肺动脉高压的发病率存在种族差异。根据 1987 年公布的美国国立卫生研究院(NIH)注册登记研究结果,人群中原发性肺高血压(PPH)年发病率为(1~2)/100 万。2006 年法国研究表明法国成年人群中肺动脉高压年发病率和患病率分别为2.4/100 万和 15.0/100 万。

虽然普通人群肺动脉高压发病率较低,但服用食欲抑制药人群中年发病率可达到(25~50)/100 万。而尸检研究得到的患病率更高达 1 300/100 万。

儿童肺动脉高压发病率同样很低。中国肺动脉高压注册登记研究初步结果表明,儿童肺动脉高压患者中特发性、家族性以及结缔组织病、先天性心脏病相关性肺动脉高压所占比例分别为 31%、3%、8%、59%。

(二)危险因素

肺动脉高压的危险因素是指在肺动脉高压发展过程中可能起促进作用的任何因素,包括药物、疾病、年龄及性别等。2003 年第 3 次 WHO 肺高血压会议上对肺动脉高压危险因素进行了系统阐述(表 8-2)。临床医师应熟悉肺动脉高压的常见危险因素,并应用到肺动脉高压诊断流程中。

三、分子生物学

(一)基因突变

1954 年,Dresdale 首次报道了 1 例家族性原发性肺动脉高压家系,提示某些肺动脉高压可能与基因突变有关。1997 年,发现染色体 2q31-32 有一个与家族性肺动脉高压有关的标记;2000 年,明确该区域中编码骨形成蛋白 2 型受体(BMPR2)基因突变是肺动脉高压重要的遗传学机制。最近发现,ALK1/Endoglin基因突变与遗传性出血性毛细血管扩张症合并特发性肺动脉高压的发病有关,可引起内皮细胞增殖(血管新生)和肺动脉平滑肌细胞增生,引起肺动脉高压特征性病理改变。各种类型肺动脉高压可能均有遗传因素参与。

(二)钾通道

缺氧可抑制小肺动脉平滑肌细胞的电压门控钾通道(KV),导致钙通道开放增加,从而引起缺氧性肺血管收缩反应及血管重构。研究表明,肺动脉高压以肺动脉平滑肌细胞的 $KV_{1.5}$ 表达下调为主,慢性缺氧性肺高压则 $KV_{1.5}$、$KV_{2.1}$ 的表达均下调;食欲抑制药如芬氟拉明、阿米雷司则可直接抑制 $KV_{1.5}$ 和 $KV_{2.1}$;二氯乙酸甲酯(DCA)和西地那非可增加钾通道的表达及活性。因此,钾通道功能异常在肺动脉高压发病机制中起重要作用。

表 8-2　2003 年威尼斯会议上确定的肺动脉高压危险因素

A.药物和毒性	高血压
1.已明确有致病作用	3.不太可能的相关隐私
阿米雷司	肥胖
芬氟拉明	C.疾病
右芬氟拉明	1.已明确的疾病
毒性菜籽油	HIV 感染
2.非常可能有致病作用	2.非常有可能的疾病
安非他明	门静脉高压/肝病
L-色氨酸	胶原血管病
3.可能有致病作用	先天性体-肺分流性心脏病
甲基-安非他明	3.可能的疾病
可卡因	甲状腺疾病
化疗药物	血液系统疾病
4.不太可能有致病作用	脾切除术后
抗抑郁药	镰刀细胞性贫血
口服避孕药	β-地中海贫血
治疗剂量的雌激素	慢性骨髓增生性疾病
吸烟	少见的遗传或代谢疾病
B.有统计学意义的相关因素	Ia 型糖原贮积症
1.明确的相关因素	戈谢病
性别	遗传性出血性毛细血管扩张症
2.可能的相关因素	
妊娠	

(三)增殖和凋亡

小肺动脉重构与内皮细胞过度增殖及凋亡抵抗有关。目前认为缺氧、机械剪切力、炎症、某些药物或毒物及遗传易患性均可导致内皮细胞的异常增殖。病理学研究发现,丛样病变是由异常增殖的内皮细胞和成纤维细胞构成的通道。而特发性肺动脉高压丛样病变为单克隆起源内皮细胞构成,与生长抑制基因如转化生长因子 β(TGF-β)2 型受体和凋亡相关基因 Bax 缺陷有关。另外,特发性肺动脉高压及先心病相关性肺动脉高压丛样病变中还存在内皮细胞凋亡抵抗,导致不可逆性小肺动脉重构。

(四)5-羟色胺转运系统

肺动脉高压患者血液中 5 羟色胺(5-HT)水平升高,而最主要储存库——血小板中的含量却是下降的。多种类型肺动脉高压患者血浆中 5-HT 水平升高,即使肺移植或前列环素治疗也不能纠正;食欲抑制药阿米雷司、芬氟拉明与 5-HT 载体相互作用促使血小板释放 5-HT,并抑制其再摄取,导致血浆 5-HT 水平升高,因此也是一种钾通道拮抗药。临床及动物实验均证实,肺动脉平滑肌细胞中 5-HT 载体的表达和/或活性升高均可引起小肺动脉重构。

(五)炎症机制

部分系统性红斑狼疮合并肺动脉高压患者经免疫抑制药治疗后病情明显改善,某些肺动脉高压患者体内可检测到循环自身抗体如抗核抗体及炎性细胞因子如 IL-1 和 IL-6 表达升高,肺组织学检查发现巨噬细胞和淋巴细胞炎性浸润,趋化因子 RANTSE 和 Fractalkine 表达增加,提示炎症机制在肺动脉重构机制中起重要作用。

四、病理

肺动脉高压患者各级肺动脉均可发生结构重建,且严重程度和患者预后有一定相关性。肌型和弹性肺动脉、微细肺动脉的主要病理改变是中膜肥厚、弹性肺动脉扩张及内膜粥样硬化。各级肺小叶前或小叶内肺动脉主要表现为狭窄型动脉病变和复合型动脉病变:狭窄型病变包括肺动脉中膜平滑肌肥厚、内膜及外膜增厚;复合病变则包括丛样病变、扩张性病变和动脉炎性病变。对临床表现复杂、诊断困难的肺动脉高压患者,尽量争取行肺动脉病理解剖学检查。

五、血流动力学

(一)正常肺循环血流动力学特点

正常肺循环是一个低压、低阻、顺应性高的血液循环系统。肺血管床横截面积较大,因而阻力和压力均较低。肺血管壁薄,与气道解剖关系毗邻,因此肺血流动力学易受气道、纵隔及左右心室压力变化的影响。与临床关系密切的肺血流动力学参数有肺动脉压、肺毛细血管楔压、肺血管阻力和右心排血量(或肺血流量)等。肺动脉收缩压正常值为 $1.7\sim3.5$ kPa($13\sim26$ mmHg),舒张压为 $0.8\sim2.1$ kPa($6\sim16$ mmHg),肺动脉压随年龄增长略有升高。肺毛细血管楔压通过导管直接嵌顿在小肺动脉远端测量获得,正常值为 $1.1\sim1.6$ kPa($8\sim12$ mmHg),临床上常用肺毛细血管楔压代替左心房压力。

肺血管阻力(PVR):计算公式是 $R=\dfrac{\overline{P}_{PA}-\overline{P}_{LA}}{\overline{QT}}$,其中 $\overline{P}_{PA}-\overline{P}_{LA}$ 肺动脉与左房之间的平均压差(可以用 P_W 肺毛细血管楔压代替 P_{LV}),单位是 kPa。$\overline{QT}=$平均肺血流量,单位用 mL/s 表示。

心排血量:正常情况下左心排血量略高于右心,主要是由于 $1\%\sim2\%$ 支气管静脉血直接回流到肺静脉所致。目前临床上常用计算右心排血量的方法有两种:热稀释法和 Fick 法。右心排血量的正常值为 $4.4\sim8.4$ L/min。

常用肺循环血流动力学参数的正常参考值见表 8-3。

表 8-3　肺循环血流动力学参数的正常参考值

参数	平均值	正常值
Q(L/min)	6.4	$4.4\sim8.4$
$PAP_{systolic}$(kPa)	2.5	$1.7\sim3.5$
$PAP_{disstolic}$(kPa)	1.3	$0.8\sim2.1$
PAP_{mean}(kPa)	1.7	$0.9\sim2.5$
PAOP(kPa)	1.2	$0.7\sim1.7$
PCWP(kPa)	1.3	$1.1\sim1.6$
RAP(kPa)	0.7	$0.1\sim1.2$
PVR(dyn·s/cm^5)	55	$11\sim99$

注:Q,肺血流量;$PAP_{systoli}$,肺动脉收缩压;$PAP_{disstolic}$,肺动脉舒张压;PAP_{mean},肺动脉平均压;PAOP,肺动脉闭塞压;PCWP,肺毛细血管楔压;RAP,右房压;PVR,肺血管阻力。

(二)肺动脉高压血流动力学特点

肺动脉高压血流动力学特征是肺动脉压力和肺血管阻力进行性升高,右心排血量逐渐下降,最终导致右心室扩张,肥厚进而功能衰竭。

　　肺动脉高压无症状期为安静状态下肺动脉压正常,活动后明显升高,但是心排血量基本正常;有症状期为安静状态下肺动脉压、肺血管阻力升高,心排血量下降是症状出现的主要原因,此期可出现右心室扩张和肥厚;恶化期为肺阻力进一步升高,心排血量继续下降,导致肺动脉压力也开始下降,此期肺循环血流动力学改变超过右心室代偿范围,发生右心衰竭(图8-1)。

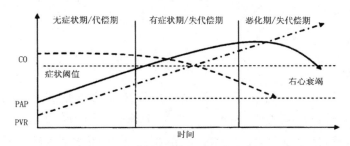

图 8-1　肺动脉高压不同时期血流动力学参数变化特点

(三)不同类型肺高血压血流动力学特点

1.肺动脉压

　　安静状态下肺动脉平均压＞3.3 kPa(25 mmHg)即可定义为肺高血压。根据诊断分类不同,肺动脉高压的升高可以分为被动性(如肺静脉压力升高),运动相关性(心排血量增加所致),肺血管阻力增加性(肺循环自身病变)。

2.毛细血管后性肺高压

　　毛细血管后性肺高压又称肺静脉高压,肺毛细血管楔压≥2.0 kPa(15 mmHg),跨肺压差(TPG)正常;毛细血管前性肺高压,又称肺动脉高压,肺毛细血管楔压＜2.0 kPa(15 mmHg),跨肺压差因肺血管阻力或心排血量增加而升高。

3.肺静脉回流受阻

　　如左心室功能不全和二尖瓣疾病可被动引起肺动脉压升高。一些少见疾病如肺血管中层纤维化和肺静脉闭塞性疾病,也可直接引起肺静脉回流受阻导致肺高压。

4.肺血流增多

　　肺血流增多也可引起肺动脉压升高,如存在先天性左向右分流性心脏疾病。当肺血流明显增加和肺血管扩张能力达到最大时,肺血流略增加就可导致肺动脉压明显升高。

5.肺血管阻力增加

主要与小肺动脉重构、血管收缩和原位血栓形成有关。根据影响因素不同将肺血管阻力分为两种类型：固定型和/或可逆型。固定型成分与肺动脉阻塞、闭塞及重构有关；可逆型成分与肺血管张力变化有关，肺血管张力与肺血管内皮、血管平滑肌细胞、细胞外基质、循环血细胞和血液成分相互作用有关。肺动脉高压时肺血管阻力＞3。肺血管阻力增加往往与远端小肺动脉或近端肺动脉面积明显减少有关。

六、临床表现

（一）症状

肺动脉高压早期无明显症状，往往病情发展至心功能失代偿才引发症状。我国注册登记研究结果表明，患者首发症状至确诊时间为（26.4±27.6）个月。首发就诊症状是活动后气短，发生率高达 98.6％。其后依次为胸痛、晕厥、咯血、心悸、下肢水肿及胸闷，发生率分别为 29.2％、26.4％、20.8％、9.7％、4.2％和 2.8％。

（二）既往史

采集病史时应注意询问：减肥药服用史，习惯性流产史，鼻出血，慢性支气管炎，HIV 感染史，肝病，贫血，甲状腺疾病，打鼾史及深静脉血栓史等。上述病史可以提示一些病因诊断，对患者进行准确的诊断分类有重要价值，如鼻出血需要考虑患者是否合并遗传性出血性毛细血管扩张症。

（三）体格检查

肺动脉高压的体征没有特异性，P_2 亢进最为常见，发生率为 88.9％。其他常见体征有三尖瓣收缩期杂音；右心功能不全时可出现颈静脉充盈或怒张，下肢水肿；先天性心脏病合并肺动脉高压可出现发绀，杵状指（趾）等。另外还需对背部仔细听诊，如发现血管杂音应考虑肺动静脉畸形可能。

（四）WHO 肺动脉高压功能评级

1998 年第 2 次世界卫生组织肺高压专题会议就已提出肺动脉高压患者的心功能分级标准，即 WHO 功能分级。该分级与 NYHA 心功能分级的差别在于增加了晕厥的分级指标（表8-4）。功能分级不但是治疗策略的依据，也是判断患者预后的重要资料。

表 8-4 世界卫生组织肺动脉高压患者功能分级评价标准

分级	描述
I	患者体力活动不受限,日常体力活动不会导致气短、乏力、胸痛或黑矇
II	患者体力活动轻度受限,休息时无不适,但日常活动会出现气短、乏力、胸痛或近乎晕厥
III	患者体力活动明显受限,休息时无不适,但低于日常活动量时即出现气短、乏力、胸痛或近乎晕厥
IV	患者不能进行任何体力活动,有右心衰竭的征象,休息时可有气短和/或乏力,任何体力活动都可加重症状

七、辅助检查

(一)心电图

肺动脉高压患者的心电图表现缺乏特异性,电轴右偏、I 导联出现 S 波、右心室高电压及右胸前导联可出现 ST-T 波改变有助于提示肺动脉高压。

(二)胸部 X 线检查

肺动脉高压患者胸部 X 线检查征象可能有肺动脉段凸出及右下肺动脉扩张,伴外周肺血管稀疏——"截断现象",右心房和右心室扩大。

(三)超声心动图

超声心动图是肺动脉高压疑诊患者最主要的无创检查手段。超声心动图检查的右心房大小、左心室舒张末期内径及心包积液等是评估病情严重程度、评价疗效和估计预后的重要参数,还可发现心内畸形、大血管畸形及左心病变,在肺动脉高压病因诊断中具有重要价值。但由于超声心动图检查易受操作者的经验、仪器型号等因素影响,并且不能准确测量肺动脉平均压、肺毛细血管楔压及心排血量等参数,因此不能用于确诊肺动脉高压。

(四)肺功能检查

特发性肺动脉高压、先天性心脏病相关性肺动脉高压和结缔组织病相关性肺动脉高压均存在不同程度的外周气道通气功能障碍和弥散功能障碍。其中结缔组织病相关性肺动脉高压患者的 DLco 下降最为明显。

(五)睡眠监测

睡眠监测为常规检查方法之一,大约 15% 的睡眠呼吸障碍患者可发生肺高压。

(六)胸部 CT、肺灌注扫描

胸部 CT、肺灌注扫描是诊断肺栓塞，肺血管畸形等肺血管疾病重要的无创检查手段。高分辨率胸部 CT 也是鉴别特发性肺动脉高压和肺静脉闭塞病重要方法。

(七)心脏 MRI 检查

心脏 MRI 可以测量右心室舒张末期容积、右心室壁厚度、右心室射血分数等参数，是评价右心功能的重要检查手段。

(八)右心导管检查

右心导管检查是诊断肺动脉高压唯一的金标准，也是指导确定科学治疗方案必不可少的手段。对病情稳定、WHO 肺动脉高压功能分级 Ⅰ～Ⅲ 级、没有明确禁忌证的患者均应积极开展标准的右心导管检查。右心导管检查时测定的项目包括心率、右心房压、右心室压、肺动脉压(收缩压、舒张压和平均压)、肺毛细血管楔压、心排血量、体循环血压、肺血管阻力和体循环阻力及导管径路各部位的血氧饱和度等。

(九)急性肺血管扩张试验

部分肺动脉高压尤其是特发性肺动脉高压的发病机制可能与肺血管痉挛有关，急性肺血管扩张试验是筛选这些患者的有效手段。国内急性肺血管扩张试验常选择腺苷或伊洛前列素。急性肺血管扩张试验阳性标准为：肺动脉平均压下降到 5.3 kPa(40 mmHg)之下，且下降幅度超过 1.3 kPa(10 mmHg)，心排血量增加或至少不变。必须同时满足此 3 项标准，才可将患者诊断为试验结果阳性。初次检查阳性的患者服用足量的钙通道阻滞剂治疗 12 个月时应及时随访，如果患者心功能稳定在 Ⅰ～Ⅱ 级，而肺动脉平均压基本或接近正常，则认为该患者符合钙通道阻滞剂长期敏感者的诊断标准。

(十)肺动脉造影

肺动脉造影是诊断肺栓塞、肺血管炎、肺血管肿瘤的金标准，在肺动脉高压诊断分类中具有重要价值。肺动脉造影显示的肺血管末端血液充盈状况对于判断患者肺动脉高压是否小动脉闭塞具有重要临床实用价值。需要注意，肺动脉造影并非肺动脉高压常规检查项目。血流动力学不稳定肺动脉高压患者进行肺动脉造影可能导致右心衰竭加重，甚至猝死。

(十一)6 分钟步行距离试验

肺动脉高压患者首次入院后常规进行 6 分钟步行距离试验。6 分钟步行距离试验是评价患者活动耐量的客观指标,也是评价疗效的关键方法。另外首次住院的 6 分钟步行距离试验结果与预后有明显相关性。进行 6 分钟步行距离试验同时还应同时评价 Borg 呼吸困难分级,具体分级方法见表 8-5。

表 8-5　Borg scale 分级

分级	描述
0 级	没有任何呼吸困难症状
0.5 级	呼吸困难症状非常非常轻微(刚刚能觉察到)
1 级	呼吸困难症状非常轻微
2 级	呼吸困难症状轻微(轻)
3 级	有中等程度的呼吸困难症状
4 级	呼吸困难症状稍微有点重
5 级	呼吸困难症状严重(重)
6 级	
7 级	呼吸困难症状非常重
8 级	
9 级	
10 级	呼吸困难症状非常非常严重(最重)

八、诊断及鉴别诊断

根据肺高血压最新诊断分类标准,肺高血压共分为五大类,21 亚类,30 余小类,因此只有遵循根据规范的诊断流程才能对肺高血压患者进行准确的诊断分类(图 8-2)。肺动脉高压的诊断和鉴别诊断要点如下。

(1)首先提高肺动脉高压的诊断意识,尽量早期诊断,缩短确诊时间。

(2)判断是否存在肺动脉高压的危险因素。

(3)完善常规实验室检查,对肺动脉高压进行详细分类诊断。

(4)右心导管检查及急性血管扩张试验确诊。

(5)对患者心肺功能进行评估,确定治疗策略。

九、治疗

肺动脉高压的治疗大体分为 3 个不同阶段,第 1 个阶段通常称为“传统治疗时代”,也叫作“零靶向治疗时代”。第 2 个阶段称为“不充分靶向治疗时代”。第 3 个治疗时代称为“多元化时代”。

传统治疗时代指 1992 年以前。这个阶段的治疗实际上是针对肺动脉痉挛,右心衰竭和肺血管原位血栓形成。药物有钙通道阻滞剂（CCBs）、氧气、地高辛和利尿药、华法林。

1992年起，随着依前列醇进入临床，肺动脉高压患者的预后发生了革命性改变。一直到1999年波生坦的出现，这期间依前列醇是唯一靶向治疗肺动脉高压药物，因此称为不充分靶向治疗时代，也有专家称为"FLOLAN时代"。

1999年以后，波生坦、曲前列素、西地那非等药物逐渐进入临床使各类肺动脉高压患者预后得到更好的改善，球囊扩张等介入治疗方法使慢性血栓栓塞性肺高压患者多了治疗的选择。药物治疗无效的危重患者可以选择房间隔打孔技术或者肺移植技术也成为全球性的专家共识，因此这个阶段称为"多元化新时代"。下面着重强调治疗中几个重要部分。

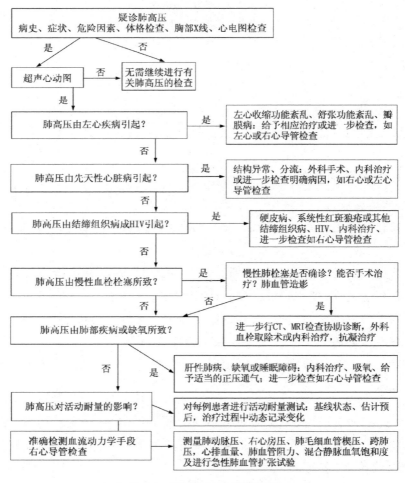

图 8-2　肺高血压的诊断流程

(一)传统治疗

首先,除了合并房性心动过速,心房颤动等快速性心律失常,地高辛被推荐仅能应用于心排血量和心脏指数小于正常值的患者。利尿药应谨慎使用,短期改善患者症状之后,即应减量并逐渐停用,因右心室充盈压对于维持足够心排血量非常关键。华法林应用之前需评估患者有无禁忌证。如无禁忌,则部分凝血酶原活动度的国际标准比值(INR)应该控制在 $1.5\sim2.5$,主要是对抗肺血管原位血栓形成和发展。

其次需要着重强调急性肺血管反应试验结果是患者能否服用 CCBs 的唯一根据,因为试验阳性往往提示大量小肺动脉痉挛。而试验阴性,则提示血管重塑而闭塞是主要病理基础,此时使用 CCBs 则有导致体循环血压下降、矛盾性肺动脉压力升高、心力衰竭加重、诱发肺水肿等危险。

服用 CCBs 之后的 1 年随访结果又是患者是否为 CCBs 长期敏感者的唯一证据,只有 CCBs 长期敏感者才能长期服用 CCBs 并能显著获益。服用 CCBs 之前应该根据 24 小时 HOLTER 的结果评估患者的基础心率,基础心率较慢的患者选择二氢吡啶类;基础心率较快的患者则选择地尔硫䓬。

原则上对于各类肺动脉高压患者,禁忌使用血管紧张素转换酶抑制药,血管紧张素 II 受体拮抗药和硝酸酯类等血管扩张药。

(二)靶向治疗

对急性肺血管扩张试验结果阴性,病情稳定的肺动脉高压患者,建议采用前列环素类药物、内皮素受体拮抗药、5 型磷酸二酯酶抑制药等新型血管扩张药进行靶向治疗或联合治疗。

目前国内可以使用的靶向治疗药物有波生坦,西地那非和万他维等。

1.内皮素受体拮抗药

波生坦是非选择性内皮素受体拮抗药,是临床应用时间最长的口服靶向治疗药物,也是除了FLOLAN之外,目前唯一有 5 年生存率随访结果的治疗方法。目前国外大量的研究报道已经证实,该药物可以明确治疗特发性肺动脉高压,结缔组织病相关肺动脉高压,先心病相关肺动脉高压,艾滋病毒感染相关肺动脉高压,慢性血栓栓塞性肺高压,儿童肺动脉高压,右心衰竭早期心功能 II 级的肺动脉高压患者。该药可改善患者的临床症状和血流动力学指标,提高运动耐量,改善生活质量和生存率,推迟到达临床恶化时间。国内研究也初步证实,波生坦可以安全有效治疗肺动脉高压患者。

目前推荐用法是初始剂量 62.5 mg,2 次/天,4 周,后续 125 mg,2 次/天,维持治疗。如无禁忌,是治疗心功能Ⅱ级、Ⅲ级肺动脉高压患者的首选治疗。注意事项:①如患者是儿童,或体重<40 kg,则用药剂量需要根据体重而调整为半量。如是体重<20 kg 的婴幼儿患者,则建议剂量为 1/4 量。②由于具有潜在肝脏酶学指标升高作用。建议治疗期间监测肝功能,至少每月 1 次。如转氨酶增高小于等于正常值高限 3 倍,可以继续用药观察;小于正常值 3~5 倍,可以减半剂量继续使用或暂停用药,每 2 周监测一次肝功能,待转氨酶恢复正常后再次使用;小于正常值 5~8 倍,暂停用药,每 2 周监测一次肝功能,待转氨酶恢复正常后可考虑再次用药;小于正常值 8 倍以上时需要停止使用,不再考虑重新用药。转氨酶恢复正常后再次使用波生坦,大多数患者肝功能会保持正常。

波生坦和环孢素 A 有配伍禁忌,不推荐和格列本脲、氟康唑合用。

目前欧洲和美国分别有西他生坦和安贝生坦等选择性内皮素受体 A 拮抗药上市,也可以有效治疗肺动脉高压,但是长期预后资料尚需时日。

2.五型磷酸二酯酶抑制药

西地那非已被美国食品与药品管理局(FDA)批准用于肺动脉高压治疗,在国外上市的商品名"Revatio"。目前该药治疗患者的 2 年生存率已经在 2008 年美国胸科年会上公布,与传统治疗对比,确实明显延长了患者的生存时间,是值得推荐治疗肺动脉高压的重要方法。我国虽然还未批准治疗肺动脉高压的适应证,但是目前国内已有大量患者在接受或自发购买相同成分的"万艾可"用于治疗肺动脉高压,使用方法很不规范,甚至错误。因此亟待强调该药物正确临床使用方法。

根据 SUPER 研究结果以及国内外专家共识,西地那非被推荐的标准剂量是 20 mg,3 次/天,且增加剂量不能增加疗效,但却增加不良反应发生率。

使用西地那非需要注意以下不良反应:腹泻、视觉障碍、肌肉疼痛、儿童发育增快以及头痛和潮红。

同类药物伐地那非虽然在国内外都没有适应证,但随机双盲安慰剂对照多中心临床试验(EVALUATION-1)正在进行,且前期开放对照研究也在 2008 年美国胸科年会公布,初步证明可以有效安全治疗肺动脉高压患者。因该药服用方便,5 mg,2 次/天即可,价格相对低廉,因此对于我国经济情况相对较差患者,是可以考虑尝试的方法。其不良反应与西地那非类似。

3.前列环素以及结构类似物

我国目前唯一上市药物是伊洛前列素(ILOPROST,商品名万他维),短期内吸入伊洛前列素可降低肺动脉压力和肺血管阻力,提高运动耐量,改善生活质量。但伊洛前列素是否可长期单独应用治疗肺动脉高压目前还没有很好的研究来证实。目前大多数有经验专家建议,对于心功能较差患者可短期应用,病情缓解之后应及时替换为口服制剂如五型磷酸二酯酶抑制药或内皮素受体拮抗药波生坦。另外,对于急诊室或者重症监护病房以及手术中遇到肺动脉高压危象,或者急性和/或重度右心衰竭患者,伊洛前列素吸入或者静脉泵入是非常重要的治疗选择。

需要强调:前列腺素 E_1(即前列地尔)与前列环素不同,不建议用于肺动脉高压的治疗。曲前列素在欧美上市多年,可以经皮下注射,静脉注射和吸入途径等多种方法给药,方便、安全、有效。在治疗肺动脉高压药物中是目前公认最好的前列环素类药物。

4.治疗目标

对于肺动脉高压这类恶性疾病,国内外专家倾向于"以目标为导向的靶向治疗",意即治疗之前,先预设治疗目标,随后给予靶向治疗方案。3 个月为 1 个周期,检查患者是否达到治疗目标,如达到,继续治疗。如没有达到目标,更换方案或者联合治疗。一般来说,预先设定的治疗目标是下列生理指标至少 50% 改善,而其他指标没有恶化:如 6 分钟步行距离、WHO 功能分级、Borg 呼吸困难指数、动脉氧饱和度、左心室舒张末内径、右心室内径、肺功能、平均肺动脉压、肺血管阻力、心排血指数、右心室射血分数、右心房平均压、右心室舒张末压和临床恶化事件等。

(三)联合治疗方案

1.靶向联合方案

如果患者经单药治疗,没有达到预先设定的治疗目标或者病情仍进行性加重,建议采用联合治疗。目前尚无公认最佳联合治疗方案。根据专家经验,波生坦＋西地那非或波生坦＋伐地那非可能疗效较好。

一般情况下,根据患者经济状况可以首选波生坦、西地那非或伐地那非来启动治疗。3 个月后评估,如达标,则继续治疗。如没有达标,则联合治疗。国内联合治疗,PDE5 抑制药一般不变动剂量,而波生坦先用 62.5 mg,2 次/天。如再次评估达标,继续治疗,如没有达标,则波生坦可以增加剂量至 125 mg,2 次/天。如仍未达标,可以考虑适当增加伊洛前列素,或者贝前列素。再不达标或继续恶化,考虑静脉使用伊洛前列素,择机进行肺移植或房间隔打孔。

2.靶向治疗之外的综合治疗

他汀类初步研究证实可以加用,对抗肺动脉内皮的损伤。但需要进一步研究。

(四)介入治疗

对于肺血管炎或者血栓栓塞而导致的肺血管局部狭窄相关的肺动脉高压,可以考虑介入治疗。球囊扩张和支架置入可以明显改善患者的肺血液灌注,从而改善通气血流比值,提高动脉血氧饱和度,降低肺动脉阻力。其进一步机制有待于阐明。

(五)肺移植

药物治疗无效的肺动脉高压患者,可以考虑单侧、双侧或者部分肺叶肺移植。国外经验表明可有效纠正右心衰竭。国内经验有限。

(六)其他新技术

血管活性肠肽、弹性蛋白酶抑制药等都是初步证实有效的靶向治疗药物;而基因治疗,细胞移植治疗肺动脉高压的研究报道也初步显示其希望。同步起搏技术研究初步显示也可有效改善肺动脉高压患者的右心功能。但上述方法尚未成熟,仍在研究阶段,目前尚不能临床应用。

十、预后

肺动脉高压治疗较前有巨大进步,但是仍未令人满意。目前的治疗方法患者预后仍然差;治疗方法价格昂贵;治疗手段较少,成规模的专业治疗中心较少,诊断和治疗不规范,是患者预后差的重要原因。

参 考 文 献

[1] 张红梅,刘娜,李翔,等.心血管疾病与心电图检查[M].哈尔滨:黑龙江科学技术出版社,2022.

[2] 韩英.心血管疾病诊疗进展[M].沈阳:辽宁科学技术出版社,2021.

[3] 袁鹏.常见心血管内科疾病的诊断与防治[M].开封:河南大学出版社,2021.

[4] 孔小轶,南勇.心血管疾病诊断与鉴别诊断手册[M].北京:北京大学医学出版社,2022.

[5] 王星,黄珊,彭瑞美.现代心血管疾病诊疗与临床应用[M].沈阳:辽宁科学技术出版社,2021.

[6] 戎靖枫,王岩,杨茂.临床心血管内科疾病诊断与治疗[M].北京:化学工业出版社,2021.

[7] 杨德业,王宏宇,曲鹏.心血管内科实践[M].北京:科学出版社,2022.

[8] 张莹莹.实用心血管内科疾病诊疗精要[M].昆明:云南科技出版社,2021.

[9] 蔡晓倩,郭希伟,苗强,等.心血管病学基础与临床[M].青岛:中国海洋大学出版社,2021.

[10] 陈强,李帅,赵晶,等.实用内科疾病诊治精要[M].青岛:中国海洋大学出版社,2022.

[11] 赵晓宁.内科疾病诊断与治疗精要[M].开封:河南大学出版社,2021.

[12] 张健.心血管疾病的诊断与治疗[M].北京:北京工业大学出版社,2020.

[13] 葛均波.冠状动脉微血管疾病[M].北京:人民卫生出版社,2022.

[14] 顾磊.心血管疾病治疗实践[M].哈尔滨:黑龙江科学技术出版社,2020.

[15] 李巧春.心血管疾病诊疗研究[M].乌鲁木齐:新疆人民卫生出版社,2020.

[16] 赵广阳.实用心内科疾病诊疗与介入应用[M].北京:中国纺织出版社,2022.

[17] 那荣妹,司晓云.心血管疾病诊疗精要[M].贵阳:贵州科技出版社,2020.

[18] 马术魁.心血管疾病临床诊疗[M].长春:吉林科学技术出版社,2020.

[19] 赵红,周艺,丁永兴.新编心血管疾病诊疗与介入[M].长春:吉林科学技术出版社,2020.

[20] 刘磊,曹雪,李赫.常见心肺血管疾病诊治与康复[M].北京:北京大学医学出版社,2022.

[21] 李彬.心血管疾病及介入诊疗新进展[M].北京:科学技术文献出版社,2020.

[22] 杜相鹏.心血管疾病预防与临床诊疗思维[M].北京:科学技术文献出版社,2020.

[23] 周祥,周亚峰.代谢性心脑血管疾病[M].苏州:苏州大学出版社,2022.

[24] 马凯.新编心血管疾病诊疗新进展[M].武汉:湖北科学技术出版社,2020.

[25] 王春生.现代心血管疾病介入治疗[M].北京:科学技术文献出版社,2020.

[26] 蔡绪虎.现代心血管疾病预防与治疗[M].北京:科学技术文献出版社,2020.

[27] 范占明.主动脉疾病影像诊断与随访[M].北京:人民卫生出版社,2022.

[28] 宋涛.现代心血管疾病诊疗精要[M].长春:吉林科学技术出版社,2020.

[29] 刘岩.实用心血管疾病诊疗[M].北京:科学技术文献出版社,2020.

[30] 鄢华,宋丹.心血管临床精彩病例荟萃[M].北京:科学出版社,2022.

[31] 陈鹏.心血管疾病基本知识与技术[M].天津:天津科学技术出版社,2020.

[32] 尹彤,周洲,张伟.临床心血管药物基因组学[M].北京:科学出版社,2022.

[33] 叶林.实用心血管疾病诊疗技术[M].北京:科学技术文献出版社,2020.

[34] 崔振双.临床常见心血管内科疾病救治精要[M].开封:河南大学出版社有,2021.

[35] 朱珍妮.心血管疾病膳食指导[M].北京:人民卫生出版社,2022.

[36] 肖明艳,王斌.无创机械通气在老年肺动脉高压患者呼吸衰竭中的应用[J].中国继续医学教育,2019,11(4):96-98.

[37] 吴金凤,赖敏.无创机械通气在老年肺动脉高压患者呼吸衰竭治疗中改善氧合状况和 BNP 水平的影响[J].中外医疗,2020,39(10):37-38.

[38] 傅金利,李玲,宋大志.肺动脉补片和心包补片治疗主动脉缩窄合并主动脉弓发育不良患儿的效果对比观察[J].疑难病杂志,2019,18(3):220-223.

[39] 张克成,郭艳娇,梁晶,等.生长分化因子 15、半乳糖凝集素 3、超敏 C 反应蛋白水平与冠状动脉粥样硬化性心脏病病变程度的关系[J].中国临床医生杂志,2022,50(12):1454-1457.